제약바이오 산업의 현장

임형식 지음

Pharmaceutical Biologi

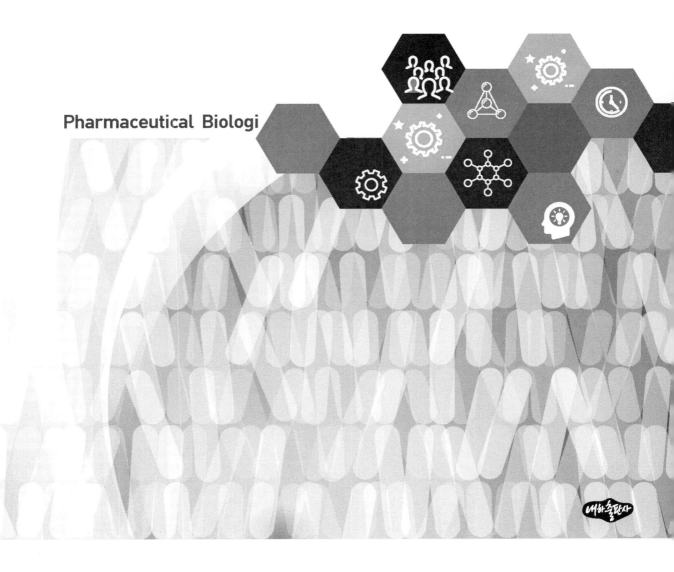

내하출판사

　제약바이오 산업은 4차 산업혁명을 주도하는 차세대 미래 신성장 동력 중의 하나로 주목받고 있다.

　제약바이오 산업 관련학과(제약공학과, 약학과, 의료공학과, 바이오메디컬학과, 생명과학과 등)를 졸업한 후 많은 학생들이 제약바이오 회사로 진출하려는 목표를 가지고 있다. 관련학과를 졸업한 후 제약바이오 회사에 진출하기 위해서는 목표로 하는 회사에서 요구되는 직무수행에 필요한 지식을 습득해야 한다. 최근 제약바이오 회사들은 시간과 비용을 줄이기 위해서 현장에 바로 적응할 수 있는 준비된 인재를 원한다. 산학이 상생하고 발전하기 위해서는 관련학과 학부과정에서 산업현장에서 필요한 지식과 현장경험을 사전에 배우는 것이 무엇보다도 중요하다.

　이 책은 저자의 27년 제약회사 현장 근무 경험을 바탕으로 제약바이오 산업 전 과정에 관한 지식을 최대한 담을 수 있도록 세부 내용을 구성하였다. 관련 전공자가 졸업 후 제약바이오 산업현장에서 전문가로서 역량을 발휘하는 데 상당기간이 소요되는 점을 고려하여, 보다 빠르게 제약바이오 산업의 전문가로서 역할을 준비할 수 있도록 구성하였다. 관련 산업에 필요한 기초지식을 습득한 학부 3, 4학년 학생들이 기초지식을 응용하여, 제약바이오 회사에서 필요한 업무인 의약품 개발부터 인허가, 판매, 의약품 사후관리까지 전 과정을 소개하고 있다. 또한 제약바이오 산업과 연관된 기본 지식을 함양하기 위하여 국민건강보험제도를 소개하였다. 특히, 제약바이오 회사의 실무영역인 제약산업의 개요, 의약품의 제품기획, 신약후보물질연구, 임상시험, 연구개발, 의약품 인허가, 의약품 약가, 생산, GMP, Validation, 의약품 안전관리, 제약영업마케팅까지 총괄적이고 통합적 식견을 무장하여 실질적으로 업무수행이 가능하도록 종합적인 지식과 현장경험을 제공하는 것을 목표로 하고 있다.

　이 책은 제약바이오산업에 필요한 다양한 지식과 정보를 제공하고 있다. 제약바이오 산업을 보다 정확하게 이해하여 이 분야에 진출하고자 하는 학생들과 제약바이오 회사에 근무하시는 분들께 조금이라도 도움이 되어 제약바이오 산업이 한 단계 발전되기를 기대한다.

임 형 식

CONTENTS_

CHAPTER **01** _제약산업

CHAPTER **02** _신약개발

CHAPTER **03** _임상시험

04 _의약품 인·허가

05 _안전관리 체계

06 _의약품 약가

07 _국민건강보험

08 _의약품 제조관리(GMP)

09 _Validation

CHAPTER **10** _제약마케팅

CHAPTER 부록_ **SELLING MODEL**

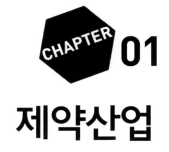

CHAPTER 01

제약산업

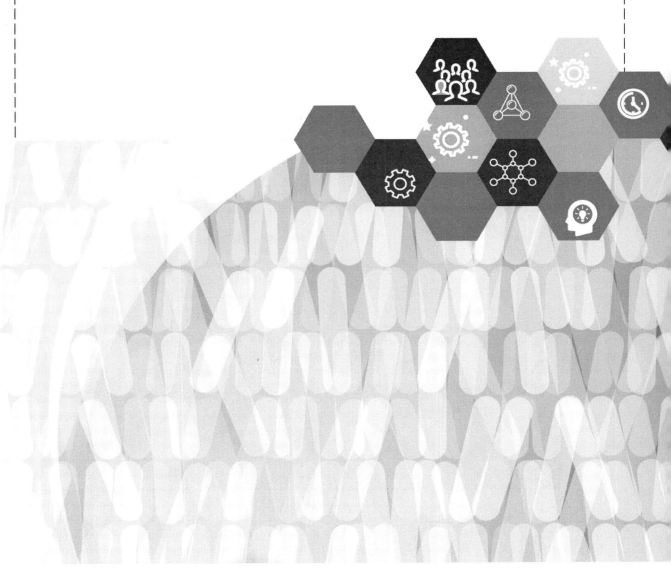

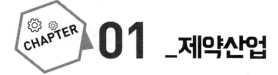

01 _제약산업

01. 제약산업의 개요

1) 제약산업의 특성

제약산업은 사람의 생명 및 건강과 직결된 의약품을 개발, 생산, 판매하는 산업으로 다른 산업과 뚜렷이 구별되는 독특한 특성을 가지고 있다.

제약산업의 특성은 연구개발, 정부규제, 경쟁구조 그리고 소비자 수요의 변화와 밀접한 관계가 있고, 연구개발이 집약된 고도의 종합기술분야이며, 전 세계적으로 미래 성장 동력으로 주목받고 있는 산업이다. 또한 21세기 경제성장을 주도하는 생명공학(BT : Bio Technology) 분야의 대표산업이며, 한국의 미래 신성장동력이자 고부가가치산업, 양질의 일자리 창출산업인 동시에 국민의 생명과 건강에 직결되는 의약주권을 지키기 위해서도 국가적 관심과 지원으로 육성, 발전시켜 나가야 할 산업이다.

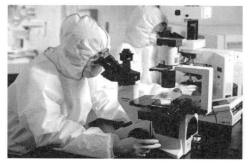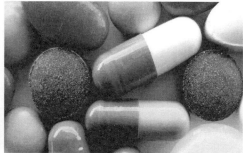

그림 1-1. 제약산업

2) 하이리스크, 하이리턴(High risk, High return) 산업

10년 이상의 장기간이 소요되는 신약 개발은 지식기반의 고부가가치산업이다. 하지만 신약 개발의 첫 단계인 후보물질 탐색부터 마지막 신약 승인까지 성공 가능성은 평균 0.01%로, 통상 5,000~1만 개의 후보물질 가운데 최종 신약승인의 관문을 통과하는 약물은 단 한 개에 불과하다.

신약 개발에 15년이라는 긴 시간과 1~3조 원에 이르는 대규모 자본이 소요되지만 성공하면 막대한 부가가치를 창출할 수 있어 제약산업은 대표적인 '하이리스크, 하이리턴' 산업으로 불린다. 실제 휴미라(자가면역질환치료제), 란투스(당뇨병치료제), 소발디(C형 간염치료제), 아빌리파이(조현병치료제) 등과 같은 일명 블록버스터 약물들의 연 매출액은 각각 10조가 넘는다. 만성골수성 백혈병치료제 글리벡이 2006년부터 2012년까지 6년간 전 세계에서 거둬들인 수익은 268억 1,700만 달러(약 30조 원)에 달한다. 미국의 다국적 제약기업 화이자는 약 10년간 1조 원 이상을 들여 고지혈증 치료제 리피토를 개발, 상용화 이후 20년 동안 150조 원 이상의 수익을 창출했다. C형 간염치료제인 하보니(Harvoni)를 보유한 Gilead Sciences는 (2016년 기준) 총매출액 38조 원을 기록했고, 그중에서 영업이익 26조 원을 기록했다.

3) 성장동력산업

지식기반의 고부가가치 제약산업은 인구 고령화와 만성질환, 신종질병의 증가에 따른 의약품 수요 증가로 인해 세계경제의 저성장 기조에도 불구하고 탄탄한 성장세를 이어가고 있다.

세계 의약품시장은 2005년 이후 연평균 6%대의 안정적 성장세를 유지, 2016년 1조 1,000억 달러(약 1,200조 원) 규모로, 이는 반도체산업(400조)과 화장품산업(500조)을 합친 산업보다도 크다. 앞으로도 연 평균 4~7%의 성장속도를 보이며 2020년 최대 1조 4,300억 달러(약 1,600조 원) 규모의 시장으로 대폭 확대될 전망이다.

글로벌 경기 침체가 장기화되고 있지만 최근 5년간 미국을 비롯한 EU 5개국, 일본 등 선진 제약 시장은 연 평균 3~6%의 성장률을 보였고, 특히 중국과 브라질 등 파머징 국가의 제약시장은 연 평균 10% 이상의 높은 성장세를 나타내고 있다. 외형뿐만 아니라 기업들의 수익성을 보여주는 대표적 지표인 영업이익률(2015년 기준)에서도 제약산업의 비교 우위가 분명하게 나타나고 있다. 미국의 경우 제약산업(23%)의 영업이익률이 자동차 (4.1%), 전자(8.5%), 화학(8.8%), 통신(11.5%), 항공(12.5%), 반도체(18.2%)보다 높다.

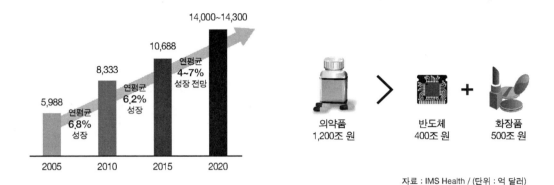

그림 1-2. 세계의약품시장 규모

4) 의약주권의 중요성

의약품의 개발생산은 인구 고령화, 생활습관의 변화 등에 따른 만성질환 증가로 의약품 수요증가에 맞춰 국내시장에 생산·공급하고, 생산된 의약품 수출을 통하여 의료비용과 사회적 비용을 크게 절감할 수 있게 한다. 국내 제약산업이 생산시설 등 제반시설과 의약품 개발 기술이 국제적 요구에 부합하지 못한다면 제약산업은 더 이상 성장 발전하지 못할 것이다.

국내 제약산업이 성장하지 못하고 붕괴할 경우 의약품의 안정적 공급에 차질을 빚는 것은 물론 연쇄 구조조정으로 대규모 고용 감축이 이루어지고, R&D 축소 등 사회적, 경제적으로 심각한 문제가 발생한다. 국내 제약산업이 무너지면 결과적으로 해외에서 수입되는 의약품에 대한 의존도가 심화되어 이에 따른 약가에 대한 정부의 통제력이 약화되고 국민의 약값 부담이 증가되는 현상으로 이어질 수밖에 없다. 동남아 국가들 중 국내 제약산업 기반이 무너져 다국적 제약사와 수입의약품에 국민건강권을 의존하는 국가들이 많다. 싱가포르, 말레이시아, 베트남, 대만 등 동남아시아의 경우 제약시장의 80% 이상, 브라질과 페루 등 중남미 국가들도 70% 이상을 수입 의약품에 절대적으로 의존하고 있다. 자국 제약산업 육성에 실패한 필리핀은 오리지널 의약품을 세계 각국 평균치보다 몇 배 비싼 가격으로 구입하고 있다.

수입 의약품에 대한 의존이 심화되면 의약품 공급차질과 국민의 약값 부담이 증가하는 문제를 야기할 수 있다. 약가, 공급, 신약 접근성 등의 주도권을 다국적 제약사에게 넘겨주면 정부 통제력의 약화와 함께 국가 보건수준 전반의 저하를 초래하여 국민건강을 다국적 제약사의 손에 의탁하는 결과를 가져오게 된다. 2013년 UN은 각국 제약산업이 외국에 의존하지 않고 공장 등 자체적으로 생산할 수 있는 역량을 가지고 있는지의 여부가 그 나라 국민의 건강권을 위한 필수요소 중 하나라고 강조했다.

2009년 전 세계를 공포에 떨게 했던 신종플루사태 당시 국내 제약산업의 기술력으로 개발한 국산 백신이 있어 우리나라는 상대적으로 큰 타격 없이 위기를 극복할 수 있었다. 국가적 위기를 극복해낸 경험에서 보듯 필수의약품을 우리의 힘으로 생산, 공급할 수 있는 제약주권의 보유 여부는 국민의 생명과 건강에 직결되는 의약안보에 절대적이다.

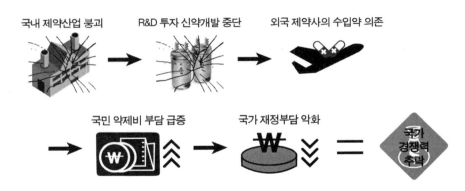

그림 1-3. 국내제약산업의 붕괴 시 나타나는 현상

5) 경제적 측면

제약산업은 인류의 건강과 생명, 보건향상에 필수적인 산업으로 세계적인 고령화 가속, 만성질환 및 신종질병의 증가, 웰빙(well-being)과 안티에이징(antiaging)에 대한 욕구 증대와 새로운 의료기술의 출현 등 복합적인 요인으로 지속적으로 성장발전 가능한 산업이다. 의약품의 개발·생산은 만성질환·중증질환에 따른 수술 증가 등으로 인한 의료비와 사회적 비용을 크게 절감한다. 알츠하이머의 진행을 5년 늦추는 신약이 개발되면 사회적 비용이 40%(4,000억 달러) 감소할 것으로 전망했다.

제약산업은 생물, 미생물, 화학 등 기초과학, 약학, 의학, 통계 등의 융복합적 산업 특성을 거쳐 부가가치가 높고 양질의 일자리를 창출하는 선진국형 성장동력 산업이다. 한국

제약회사에서 연 매출 1조억 원 이상의 블록버스터급 신약 개발에 성공할 경우 글로벌 기업 도약은 물론 국가의 대규모 국부도 창출된다. 미국 에보트사의 2017년 류마티스 질환 자가면역 치료제인 '휴미라' 제품의 판매액은 약 14조 원으로 2017년 우리나라 의약품 생산실적의 약 70%에 해당된다. 인구 800만 명에 불과한 스위스는 1인당 GDP가 8만 달러에 달한다. 이 나라의 주도산업은 '롤렉스'로 유명한 시계산업이나 기계전자산업이 아니라, 노바티스와 로슈 등이 주도하는 제약산업이다. 스위스의 제약산업은 타 산업보다 압도적으로 높은 30%대의 수출 비중을 차지하며 국가 경제를 떠받치고 있다.

6) 제약산업의 전망

기술기반의 고부가가치 제약산업은 국내외를 막론하고 대규모 부가가치를 창출해내며 현재는 물론 미래 신성장 산업으로 전 세계적 주목을 받고 있다. 한국 제약업계는 1,200조 원(2016년 기준)에 달하는 해외 의약품시장 진출이 속속 가시화하고 있다. 2015년 국내 제약기업들이 사상 최대 규모의 기술수출(26건)을 달성하는 쾌거를 이룬 데 이어, 2016년 국내 제약산업 수출액은 전년보다 15.2% 증가하며 4조 원에 육박한 것으로 추정된다.

표 1-1. 제약업계 고용현황 (단위 : 명, %)

연도	업체수/총인력(명)	사무직		영업직		연구직		생산직		기타	
		인원수	비율	인원수	비율	인원수	비율	인원수	비율	인원수	비율
2011	822 / 74,477	14,426	19.37	24,535	32.94	8,765	11.77	23,539	31.61	3,212	4.31
2012	738 / 78,325	15,413	19.68	24,714	31.55	9,888	12.62	24,966	31.87	3,344	4.27
2013	903 / 88,545	16,598	18.75	25,889	29.24	10,613	11.99	28,226	31.88	7,219	8.15
2014	880 / 89,649	17,001	19.86	25,496	28.44	10,594	11.82	29,592	33.01	6,966	7.77
2015	842 / 94,510	19,115	20.23	25,747	27.24	11,057	11.70	31,664	33.50	6,927	7.33
2016	853 / 94,929	17,604	18.54	26,443	27.85	11,862	12.49	32,104	33.81	6,916	7.28

자료 : 한국제약바이오협회

제약산업은 일자리 창출을 선도하고 있다. 저성장기조에 따른 제조업계 전반의 고용감축 흐름과는 달리 매년 지속적인 인력 채용으로 제약산업 종사자는 약 10만 명에 육박하고 있다. 양적뿐만 아니라 질적으로도 석·박사 등 양질의 인력 유입을 통해 고용시장에 활기를 불어넣고 있다. 특히 한국의 제약산업 고용현황을 살펴보면 2011년 대비 2016년 사무직과 영업직의 비율은 줄어든 반면, 연구직 및 생산직의 비율은 약 각각 35.3%, 36.4% 증가한 것으로 나타났다.

7) 높은 부가가치산업

국내 제약산업의 경우 제조업은 물론 전 산업 평균 부가가치율을 크게 상회하고 있다. 신약 개발에 성공하면 특허를 통해 시장을 독점(물질특허 존속기간 20년)할 수 있어 장기간 고수익 창출이 가능하기 때문이다. 제약산업의 고부가가치, 양질의 일자리창출 역량에 주목한 정부도 제약산업을 미래 먹거리 산업으로 육성하겠다는 의지를 구체화하고 있다. 정부는 2016년 11대 신산업 분야 가운데 하나로 신약개발을 포함한 바이오·헬스산업을 지정해 미래 성장 동력으로 집중 육성한다는 방침을 정했다. 또한 산업통상자원부는 5대 유망 소비재산업 중 하나로 의약품을 선정해 수출을 확대시켜 나간다는 계획을 밝혔다.

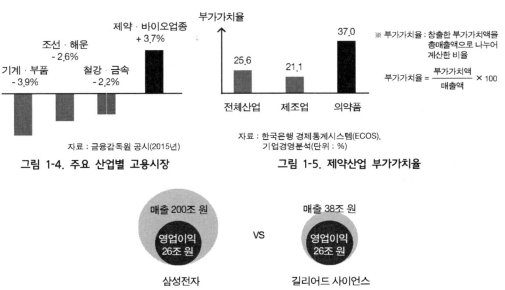

자료 : 금융감독원 공시(2015년)

그림 1-4. 주요 산업별 고용시장

자료 : 한국은행 경제통계시스템(ECOS),
기업경영분석(단위 : %)

그림 1-5. 제약산업 부가가치율

※ 부가가치율 : 창출한 부가가치액을 총매출액으로 나누어 계산한 비율

$$부가가치율 = \frac{부가가치액}{매출액} \times 100$$

매출 200조 원　　　매출 38조 원

영업이익 26조 원　VS　영업이익 26조 원

삼성전자　　　길리어드 사이언스

자료 : 2017 한국제약산업길라잡이, 한국제약바이오협회

그림 1-6. 삼성전자 vs. 길리어드[*글로벌 제약기업] (2015년 기준)

02. 제약산업의 환경

제약산업은 기본적으로 국민의 건강과 삶의 질(QOL : Quality of Life) 향상을 위해서 없어서는 안 되는 21세기 핵심 산업으로 제약시장은 여러 가지 다양한 외부 환경에 영향을 받고 있다.

1) 인구구조의 변화

선진국과 개발도상국 중심으로 보건의료 기술의 발달과 복지개선의 노력으로 인간의 수명은 크게 늘어나고 있다. 2011년에 전 세계 인구는 70억을 돌파했고 2050년에는 96억으로 늘어날 것으로 전망된다. 수명연장은 사회가 고령화되어가는 것을 촉진시키고 있다. 특히 한국은 인구 고령화와 초고령화 사회로의 진입속도가 가장 빠른 국가이다. 이와 같은 고령인구 증가는 제약산업의 성장을 가져올 것으로 예상되는 가장 큰 요인 중의 하나이다.

2) 기후변화로 인한 신종질병의 발생

지구 온난화로 인하여 세계 각국의 기후 변화가 촉진되고 있고, 이는 새로운 질병의 출현과 더불어 기존질병의 변형을 가져오고 있다. 최근에 발생된 신종플루, 메르스, 조류독감, 지카바이러스 등 새로운 질병의 발현은 기후 변화가 하나의 중요한 원인으로 작용하고 있다.

3) 의료 패러다임의 변화

IT 기술의 발전으로 보건의료와 관련된 여러 가지 기술들의 융합이 일어나고 있어, 단순한 질병치료에서 개인의 유전적 특성에 맞는 맞춤형 진료와 사전에 예방과 예측이 가능한 치료로 새롭게 변화하고 있다. 이는 기존의 치료제 중심에서 진단장비와 의료기기 그리고 보건의료 서비스 사업을 하나의 시스템으로 통합하는 방향을 제공할 것으로 예상된다.

4) 시장의 지속적인 성장

국내 제약산업은 인구 고령화에 따른 만성질환 및 삶의 질 향상(QOL), 의약품 수요증 대와 특허만료에 따른 제네릭 의약품 시장의 성장, 정부의 중증질환의 급여확대, 블록버스터 품목 집중 마케팅으로 정책적 악재가 극복되어 매출증가와 수익성 증대가 개선되고 있다.

03. 글로벌 제약산업 현황

1) 지역별 국가별 제약시장 현황 및 전망

1조 1천 달러(약 1,200조 원, 2016년 기준)로 추산되는 세계 의약품시장은 오는 2020년 최대 1조 4,300억 달러(약 1,600조 원) 규모로 확장될 전망이다. 전세계적으로 경기둔화에 시달리고 있지만 의약품은 수명 연장, 삶의 질 향상으로 인한 의료수요의 증가에 힘입어 시장이 지속적으로 확대될 전망이다.

전 세계에서 가장 큰 의약품 시장은 미국으로, 글로벌 시장의 40.2%를 차지하고 있다. 유럽의 의약품 시장(13.5%)이 그 다음으로, 전 세계 의약품 시장의 절반 이상을 이들 국가

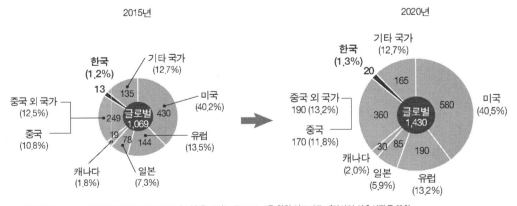

※ 파머징(Pharmerging)은 제약을 뜻하는 'Pharma'와 신흥을 뜻하는 'Emerging'을 합친 신조어로 제약산업 신흥시장을 뜻함.

자료 : IMS Health(단위 : 10억 달러)

그림 1-7. 지역별 · 국가별 의약품 시장현황 및 전망

가 점유하고 있다. 향후 2020년에도 이 같은 점유율에는 큰 변화가 없을 것이다. 하지만 중국과 인도, 브라질, 인도네시아 등으로 구성된 파머징 국가는 큰 변화가 예상된다.

이들 파머징 국가들의 제약 시장규모는 선진국의 1/3에 불과하지만 연평균 7~10%에 이르는 가파른 신장률을 보이고 있다. 특히 중국은 최근 5년(2010~2015년)간 연평균 14%의 고성장세를 이어가고 있다.

2) 전 세계 질환별 시장규모 및 성장률

전 세계 의약품 시장에서 질환별 현황을 보면 항암제와 항당뇨제, 자가면역질환치료제의 증가세가 두드러지고 있다. 앞으로도 이와 같은 경향을 이어갈 것으로 예상된다. IMS Health 자료에 따르면 질환 중에서 가장 큰 비중을 차지하는 전 세계 항암제 사용액은 최근 5년간 10.9% 증가했으며, 향후 5년에도 비슷한 수준의 성장률이 예상된다. 당뇨병치료제 역시 최근 5년간 연 평균 16.4% 성장했으며, 앞으로도 최대 11%의 신장세를 보일 것으로 예상된다.

표 1-2. 전 세계 주요 질환별 시장 규모 및 성장률 (단위 : 10억 달러)

질환	2016년 소비액	증감률 (2011~2016)	2021년 소비액	증감률 (2016~2021)
종양	75.3	10.9%	120~135	9~12
당뇨	66.2	16.4%	95~110	8~11
자가면역질환	45.1	18.2%	75~90	11~14
통증	67.9	7.1%	75~90	2~5
심혈관	70.5	−2.5%	70~80	0~3
호흡기	54.4	3.4%	60~70	2~5
항생 · 백신	54.4	2.5%	60~70	2~5
신경계	36.8	−5.0%	35~40	−1~2
HIV	24.6	11.5%	35~40	6~9
항바이러스	33.2	38.1%	35~40	0~3
기타	230.2	5.5%	360~415	4~7

자료 : IMS Health

3) 글로벌 제약사 매출 상위 10위

글로벌 제약산업 분석업체인 'EvaluatePharma'가 공개한 2017년 상위 10위 글로벌 제약시장 매출전망보고서에 따르면, 화이자는 처방의약품과 일반의약품을 합해 2017년 전 세계적으로 499억 달러의 매출을 올릴 것으로 전망됐다. 노바티스와 로슈는 425억 달러의 매출로 2위와 3위에 이름을 올렸으며, 사노피와 MSD는 각각 399억 달러와 357억 달러의 매출 전망치와 함께 4위와 5위에 랭크됐다.

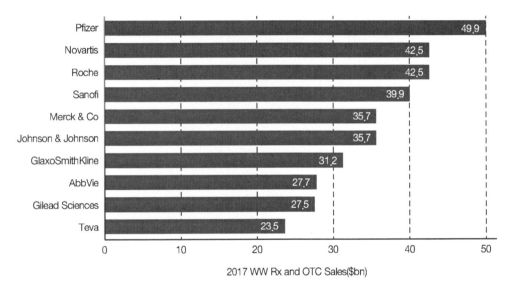

자료 : EvaluatePharma (단위 : 10억 달러)

그림 1-8. 2017년 글로벌 매출 Top10 제약사 전망

4) 글로벌 상위 50대 제약사 국가별 분류

글로벌 제약사 50대 기업을 국가별로 보면 전 세계 의약품 시장의 40%를 차지하는 미국이 17개사 , 일본이 10개사, 독일이 3개사 등 주로 유럽 선진국이 차지하는 것으로 나타났다. 하지만 이스라엘의 Teva는 주로 의약품, 원료 특허를 바탕으로 세계 10위의 회사로 탄생되었고, 인도의 Sun pharm은 주로 제네릭을 특화하여 세계 50대 제약회사에 이름을 올렸다. 우리나라도 신약개발, 기술수출 등 다양한 방법으로 글로벌 50위 회사가 조만간 탄생될 것으로 기대한다.

표 1-3. 상위 50대 제약사 국가별 분류

국가	개수
미국	17
일본	10
독일	5
스위스	3
프랑스	2
아일랜드	2
영국	2
이스라엘	1
노르웨이	1
호주	1
벨기에	1
이탈리아	1
스페인	1
캐나다	1
덴마크	1
인도	1

자료 : Pharmaceutical Executive

5) 글로벌 제약시장의 M&A 동향

(1) 글로벌 제약사들의 M&A진행

글로벌 제약사들은 최근 40년 사이에 적극적으로 M&A를 해왔다. 제약사들의 성장 히스토리는 M&A의 역사라고 해도 과언이 아니다. 특히 최근 들어서는 그 정도가 더욱 가속화되고 있다.

새로운 기술과 신약아이템을 확보하기 위하여 기술 이전, 개발권, 사업권의 이전 방법도 많이 사용하지만, 자산의 인수나 회사 자체의 인수나 합병방법인 M&A도 많이 사용하고 있다. 다음의 그림에서 보듯이 상위 대형 제약사들의 지난 20년간의 기간 동안 대형 M&A만을 정리해도 어느 정도로 M&A를 많이 하는지 확인할 수 있다.

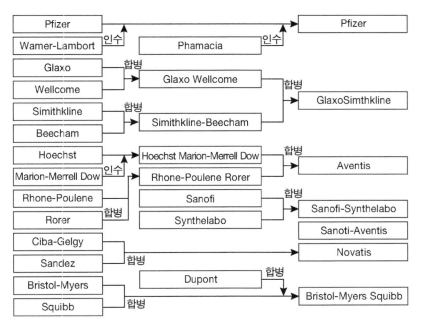

그림 1-9. M&A와 세계 제약업계의 구조개편

(2) 글로벌 제약사들의 M&A의 목적이 활발한 이유

글로벌 제약사들의 가장 큰 특징 중 하나는 M&A를 적극적으로 하는 것이다. 제약은 특허만료기간이 끝나면 제네릭 제품이 나오는데, 그 약은 신약개발 비용이 들지 않고 개발 비용이 신약개발 비용에 비해 1~5% 수준이라서 수많은 기업들이 만들고 판매하여 가격이 5~10%까지도 내려가기 때문이다. 이런 경우 오리지널 제약사도 같이 가격을 낮추어야 하기 때문에 시장을 대부분 잠식당하게 된다. 따라서 해당 분야의 차기 신약이 나오지 않으면 많은 세일즈나 마케팅 직원들을 다른 부서로 보내거나 심각해지면 관련 부서나 사업본부를 폐쇄할 수준까지 이르게 된다. 그 때문에 화이자의 경우 리피토가 매년 13조 원 이상씩 팔릴 때 특허가 5년 이상이 남아있는데도 특허 만료를 대비하여 다양한 복합제와 개선제 등을 개발하여 에버그린 정책을 펴기 위해 수많은 임상시험들을 진행했던 것이다. 하지만 오랜 기간 동안 1위 자리에 있었던 화이자는 안타깝게도 그러한 노력들이 좋은 결실을 맺지 못해 2012년에는 노바티스에게 1위 자리를 내주게 되었다.

수많은 M&A와 기술이전을 통하여 신약개발 아이템들을 확보하는 데도 불구하고 상위 10대 제약사의 시장 점유율을 보면 43%에서 42%로 약간 떨어져서 겨우 유지되고 있다. 다른 산업이라면 상위 10대 글로벌 메이커가 전체 시장의 70~90%를 차지할 것이다. 스마트폰 시장이나 자동차 시장을 비교해서 생각해보면 된다. 상위 10대 글로벌 회사들이 전세계 시장의 대부분을 차지하고 있고 나머지는 시장에서 살아남지 못한다. 하지만 제약산업만은 그렇지 않다. 또한 신약개발 분야는 매우 많은 분야와 다양한 질병이 있으며 그러한 질병들을 치료할 수 있는 모든 약이 나와 있는 것이 아니기 때문에 약을 개발하는데는 오랜 시간과 비용, 전략이 따라야 한다. 그렇기 때문에 신약개발을 하는 대형 제약사들 외에 특수한 질환, 질병을 연구하여 기술 수출하는 작은 벤처회사나 제네릭만으로 살아가는 시장도 있다.

04. 국내 제약산업 현황

1) 국내 제약 의약품 시장규모 현황

표 1-4. 연도별 의약품 시장규모 (단위 : 억 원, %)

구 분	2012년	2013년	2014년	2015년	2016년
시장규모 (전년대비성장률)	192,266 (0.32)	193,244 (0.51)	193,704 (0.24)	192,364 (−0.69)	217,256 (12.94)
생산	157,140	163,761	164,194	169,696	188,061
수출	23,409	23,306	25,442	33,348	36,209
수입	58,535	52,789	54,952	56,016	65,404

자료 : 한국의약품수출입협회, 한국제약협회

- 국내 의약품 시장은 약 22조 원 규모로 1,200조 원에 육박하는 세계 제약시장(2016년 기준)의 약 1.7%를 차지하고 있다. 완제의약품(16.3조 원)을 비롯한 의약품 총 생산실적은 약 19조 원 규모이다.
- 완제의약품 생산액(16.3조억 원) 중 전문의약품은 13.6조억 원(83.6%)이었으며 일반의약품은 약 2.7조 원(16.6%)으로 조사됐다. 전문의약품이 차지하는 비율은 의약분업 이후 지속 상승해 2009년부터는 80%대 초반을 유지하고 있다.

● 국내 제약회사 매출액 상위는 2016년 기준으로 1위 유한양행, 2위 녹십자, 3위 광동제약 순으로 드디어 1조 매출을 달성하였다.

표 1-5. 연도별 전문·일반 의약품 생산실적   (단위 : 개, 억 원, %)

구분	일반의약품			전문의약품		
	품목 수	생산액	비중	품목 수	생산액	비중
2012년	5,957	22,974	16.7	9,860	114,526	83.3
2013년	5,841	23,717	16.8	10,781	117,608	83.2
2014년	6,075	24,130	16.9	12,282	118,675	83.1
2015년	5,624	24,342	16.4	12,283	124,218	83.6
2016년	5,466	26,696	16.4	12,921	136,433	83.6

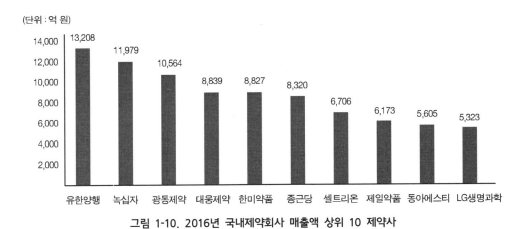

그림 1-10. 2016년 국내제약회사 매출액 상위 10 제약사

2) 국내 신약개발 현황

한국의 신약개발 역사는 그리 길지 않다. 국내에서 신약개발이 본격화한 시점은 물질특허가 도입된 1987년이다. 물질특허 도입이 제약업계의 신약 연구개발을 촉발시키는 기폭제로 작용하면서 제약업계는 1990년대 신물질 창출과 신약개발의 기반을 축적하게 된다. 1999년 토종 신약 1호 '선플라주'가 탄생하며 신약개발국의 지위를 얻게 된 이후 1999년부터 2016년까지 27개의 국산신약이 배출되었다. 제약업계는 30년이라는 길지 않은 시간에 쌓은 신약개발 역량을 바탕으로 1999년 이후 17년 동안 연평균 1.6개의 신약을 꾸준히 탄생시켰으며, 이제 한국 시장을 넘어 세계시장으로 속속 진출하고 있다. 연구개발이 대폭 활성화되면서 현재 1,000개가 넘는 신약후보물질(파이프라인)이 가동되고 있다. 단순히 수가 많아지는 수준에서 탈피해 이제는 국내 개발 신약이 글로벌 무대에 당당히 이름을 올리고 있다. 의약선진국인 미국과 유럽에서 2016년까지 시판허가를 받은 의약품은 총 11개 품목에 달한다. 아직 세계적 규모는 아니지만 상업적 측면에서도 의미 있는 성과를 내고 있다.

국내 첫 당뇨치료제 신약인 제미글로(LG화학)가 2016년 기준으로 국내에서 530억 원의 매출을 달성하는 등 100억 원 이상의 성적을 거둔 토종 신약은 4개 품목에 이른다. 신약개발 과정에서 규모가 작은 국내 제약기업은 비용 리스크를 줄이기 위해 중도에 신약기술을 수출하거나 공동개발을 맺는 전략을 취하는 경향이다. 이제 국내 제약기업의 기술수출 계약 소식을 자주 접할 수 있다. 기술수출 계약 변경이나 임상시험 유예·중단 등의 이슈가 빈번해지는 것은 국내 제약산업계가 내수 위주의 제네릭 생산에서 벗어나 신약개발에 활발히 나서고 있다는 증거다. 기술 수출과 임상시험에서 나타나는 각종 변수는 신약개발이라는 종착지에 이르는 자연스러운 과정이다. 따라서 보다 장기적 관점에서 신약의 완성 과정을 지켜보는 인식의 전환이 필요하다.

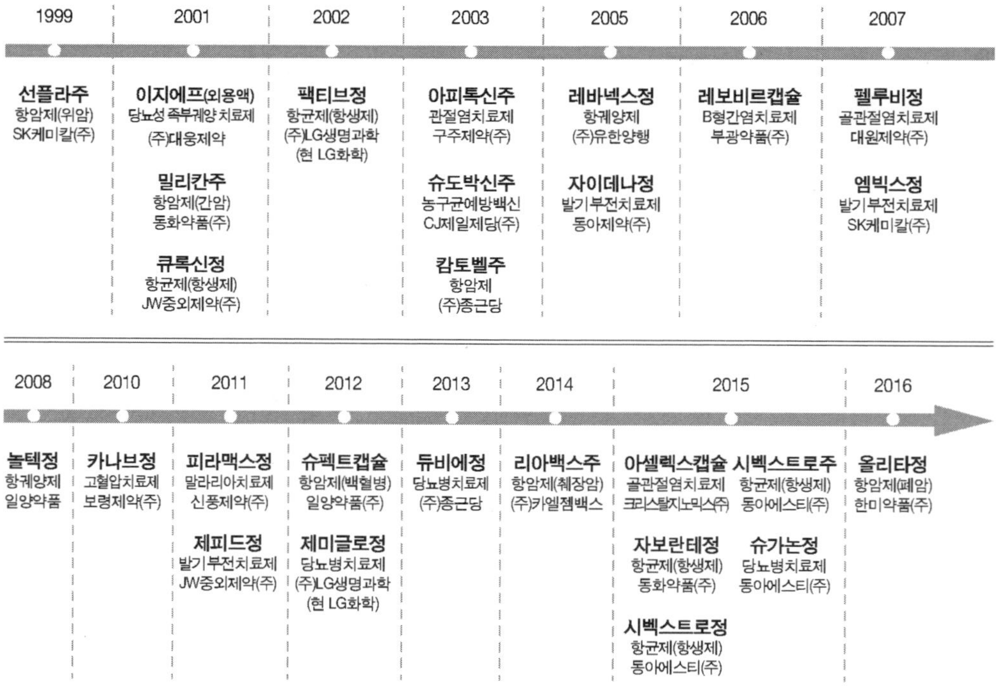

1999	2001	2002	2003	2005	2006	2007
선플라주 항암제(위암) SK케미칼(주)	**이지에프(외용액)** 당뇨성 족부궤양 치료제 (주)대웅제약	**팩티브정** 항균제(항생제) (주)LG생명과학 (현 LG화학)	**아피톡신주** 관절염치료제 구주제약(주)	**레바넥스정** 항궤양제 (주)유한양행	**레보비르캡슐** B형간염치료제 부광약품(주)	**펠루비정** 골관절염치료제 대원제약(주)
	밀리칸주 항암제(간암) 동화약품(주)		**슈도박신주** 농구균예방백신 CJ제일제당(주)	**자이데나정** 발기부전치료제 동아제약(주)		**엠빅스정** 발기부전치료제 SK케미칼(주)
	큐록신정 항균제(항생제) JW중외제약(주)		**캄토벨주** 항암제 (주)종근당			

2008	2010	2011	2012	2013	2014	2015	2016
놀텍정 항궤양제 일양약품	**카나브정** 고혈압치료제 보령제약(주)	**피라맥스정** 말라리아치료제 신풍제약(주)	**슈펙트캡슐** 항암제(백혈병) 일양약품(주)	**듀비에정** 당뇨병치료제 (주)종근당	**리아백스주** 항암제(췌장암) (주)카엘젬백스	**아셀렉스캡슐** 골관절염치료제 크리스탈지노믹스(주)	**시벡스트로주** 항균제(항생제) 동아에스티(주)	**올리타정** 항암제(폐암) 한미약품(주)
		제피드정 발기부전치료제 JW중외제약(주)	**제미글로정** 당뇨병치료제 (주)LG생명과학 (현 LG화학)			**자보란테정** 항균제(항생제) 동화약품(주)	**슈가논정** 당뇨병치료제 동아에스티(주)	
						시벡스트로정 항균제(항생제) 동아에스티(주)		

그림 1-11. 국산신약 개발 현황

3) 개량신약

개량신약(Incrementally Modified Drug, IMD)이란 신약의 물리화학적 특성 제제처방화 및 효능을 개선함으로써 약효개선, 적응증 추가 변경, 부작용감소 등 치료개념을 향상 발전시켜 효율을 극대화하고 새롭게 허가 등록된 의약품을 의미한다.

개량신약은 신약에 비해 R&D 비용이나 개발기간의 부담이 적어 국내 제약사의 개발이 활발한 추세이며 주로 이미 승인된 의약품의 구조나 제형 등을 변형해 출시하는 상황이다. 개량신약 개발에 대한 평균 연구개발비는 약 27억 원으로 신약개발 1건에 투입되는 380억 원 대비 7%의 비용만으로도 개발이 가능하며, 연구기간도 약 3년으로 신약개발의 1/3에 그치는 것으로 알려졌다.

표 1-6. 신약, 개량신약, 제네릭 비교

항목	신물질 신약	개량신약	제네릭
시험항목	효능 독성시험(전체) 임상시험(1,2,3)	효능 독성시험(일부) 임상시험(일부)	생물학적 동등성 시험
개발기간	10~15년	3~5년	2~3
개발비용	5~10억 달러	0.02~0.03억 달러	0.01~0.1억 달러
독점기간	장기독점/배타적권리 14년 물질특허 20년	장기독점/배타적권리3~7년 물질특허 20년 특허분쟁가능	최초 제네릭 출시시 장기독점/배타적권리 6개월 특허분쟁 및 과다경쟁

2009년 한미약품의 아모잘탄이 개량신약 1호로 허가받은 것을 시작으로 2015년 10월 현재 모두 52개 품목의 개량신약이 허가를 받았다. 고혈압 치료제인 Amlodipine의 경우, Amlodipine maleate 외에도 다양한 형태의 염 변경 개량신약이 출시되었는데 adipate, besylate, camsylate, mesylate, nicotinate 등이 있다.

현재 개량신약은 특허를 회피하여 시장에 조기에 진입하는 수준이었으나, 미래에는 효능이 향상되고 부작용이 개선된 제품, 투여편리성이 개선된 제품이 개발될 것으로 기대된다.

표 1-7. 개량신약의 성공 사례

종류	오리지널 개발사/제품	개량신약 개발사/제품	개량신약 특징	개량신약 성과
구조변형 (이성체)	AstraZeneca/ Omeprazole (LosecTM)	AstraZeneca/ Esomeprazole (NexiumTM)	S-이성체는 R-이성체에 비해 대사안정성 증가→약효증가, 부작용 감소	LosecTM의 특허 만료 시점에 NexiumTM으로 성공적 제품 Switch →2005년 기준 57억 불의 거대 제품화
구조변형 (Prodrug)	Pfizer/ Gabapentin (NeurontinTM)	XenoPort/ XP13512	Gabapentin의 새로운 Prodrug 개발로 흡수율을 획기적으로 증가시키고 개체별 흡수차이를 줄였으며, SR Formulation 가능	Astellas에 동남아 판권 US 85Mil. +Running Royalty에 매각, 현재 임상 3상 진행 중
신규제제 (제어방출)	Bayer/ Nifedipine (AdalatTM)	Alza/ Oros Technology (Adalat orosTM)	삼투압을 이용한 Oros Technology의 개발로 부작용을 줄이고 1일1회 요법제 개발	Bayer에 기술을 이전하여 2004년 기준으로 연간 약 8억 불의 매출을 올림
신규용도 (적응중)	Merck/ Finasteride 5mg (ProscarTM)	Merck/ Finasteride 1mg (PropeciaTM)	기존 Proscar는 전립선 비대증 치료제로 개발되었으나, 이후 용량을 줄여 대머리 치료제 용도로 개발	2004년 기준 Proscar 매출 약 7.3억 불 이외에 신규 용도인 Propecia 매출을 약 2.7억불 올리고 있음
구조변형 (신규염)	Pfizer/ Amlodipine besylate (NovarscTM)	Hanmi/ Amlodipine camsylate (AmodipinTM)	기존의 베실산염을 캄실산염으로 바꾸어 광안정성을 획기적으로 개선함	2005년도 국내 매출 약 400억 원의 거대품목으로 성장. 국내에 개량신약 성공모델 제시

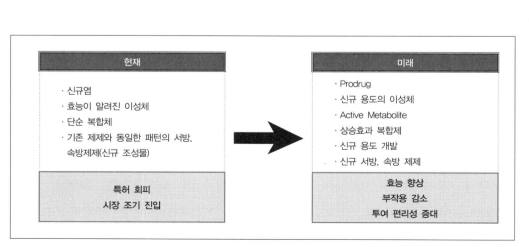

현재
· 신규염
· 효능이 알려진 이성체
· 단순 복합체
· 기존 제제와 동일한 패턴의 서방, 속방제제(신규 조성물)

특허 회피
시장 조기 진입

미래
· Prodrug
· 신규 용도의 이성체
· Active Metabolite
· 상승효과 복합제
· 신규 용도 개발
· 신규 서방, 속방 제제

효능 향상
부작용 감소
투여 편리성 증대

그림 1-12. 국내 개량신약 개발전략

4) 제네릭 의약품

제네릭 의약품은 주성분, 안전성, 효능, 품질, 약효 작용원리, 복용방법 등에서 최초 개발의약품(특허 받은 신약)과 동일한 약이다. 제네릭 의약품은 개발할 때 인체 내에서 이처럼 최초 개발의약품과 효능, 안전성 등에서 동등함을 입증하기 위하여 반드시 생물학적 동등성 시험을 실시해야 하며 정부의 엄격한 허가관리 절차를 거쳐야 시판할 수 있다. 생물학적 동등성 시험은 동일한 약효 성분을 함유한 동일한 투여경로의 두 제제(오리지널과 제네릭)가 인체 내에서 흡수되는 속도 및 흡수량이 통계학적으로 동등하다는 것을 입증하는 시험이다.

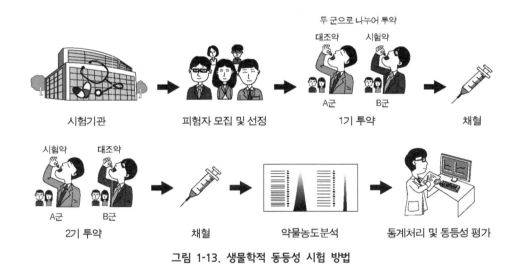

그림 1-13. 생물학적 동등성 시험 방법

미국, 유럽, 일본 등 선진국에서도 제네릭 의약품 허가 시 생물학적 동등성 시험을 요구하고 있다. 특히 미국 FDA는 생물학적 동등성 시험이 비교 임상시험보다 정확성, 민감성, 재현성이 우수하여 제네릭 의약품의 동등성 입증방법으로 권장하고 있다.

우리나라도 선진국의 심사기준과 동일한 기준을 적용, 생물학적 동등성 시험과 비교용출시험 등 여러 단계의 안전성과 유효성을 심사하는 과정을 거쳐 제네릭 의약품을 허가하고 있으며 허가 이후에도 주기적으로 제조시설에 대한 점검을 실시, 의약품의 제조와 품질을 엄격하게 관리하고 있다. 각국의 약제비 억제정책 강화에 따른 제네릭 의약품 사용권장과 글로벌 신약의 특허만료 등으로 제네릭 의약품의 매출 비중이 증가하는 추세이다.

오리지널과 비교, 효능과 안전성 등은 동일하고 상대적으로 가격이 저렴하기 때문에 보험 정책상 선호되고 있다. 2009년 IMS Health의 각 국가별 제네릭 의약품 처방 비중 조사에 따르면 최대 제약시장인 미국의 경우 약 90%에 달하는 것으로 나타났다.

제네릭 의약품 전문기업인 테바(이스라엘)의 경우 1999년 매출규모가 13억 달러에 불과했으나 2017년 235억 달러로 세계 10대 제약기업 대열에 진입하는 등 신약개발 주력 기업과 대등한 경쟁을 하고 있다. 테바는 2013년 11월 ㈜한독과 합작회사(joint company)인 ㈜한독테바를 설립, 한국시장에 진출했다.

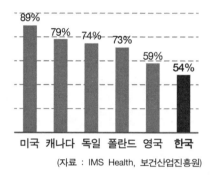

그림 1-14. 주요 국가별 제네릭 의약품 사용 비중

(자료 : IMS Health, 보건산업진흥원)

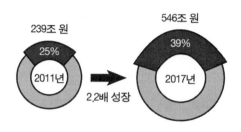

그림 1-15. 전체 의약품 중 제네릭 의약품 비중 추이

(자료 : IMS Health, 보건산업진흥원)

5) 바이오 의약품

바이오 의약품은 사람이나 다른 생물체에서 유래된 세포, 조직, 호르몬 등을 이용해 개발된 의약품으로 백신, 혈액제제, 유전자재조합 의약품, 세포치료제, 유전자치료제 등을 들 수 있다.

바이오 의약품은 합성의약품에 비해 복잡한 구조를 가지고 있으나 생물 유래물질로 고유의 독성이 낮고 난치성, 만성질환에 뛰어난 효과를 가지고 있다. 특히 의약산업 환경이 치료 중심에서 개인 맞춤형에 기반한 예방 중심으로 점차 전환하면서 세포치료제와 유전자재조합 의약품 등 새로운 개념을 지닌 의약품의 연구개발이 활발해지고 있다. 전 세계 바이오 의약품 시장 규모는 2014년 213조 원(1,790억 달러)이었고 2020년에는 321조 원(2,780억 달러)에 이를 것으로 전망된다.

전체 의약품 시장에서의 바이오 의약품 비중은 2006년 14%에서 2014년 23%를 차지하는 등 갈수록 높아지는 추세이다. 2012년 세계 의약품 매출 100대 품목 중 1위인 휴미라(류마티스관절염 치료제)를 비롯한 39개가 바이오 의약품이었으며, 그 점유율이 2014년 44%, 2020년에는 46%를 차지할 것으로 전망하고 있다. 이런 가운데 국내 바이오의약품의 글로벌 진출이 가속화되고 있다.

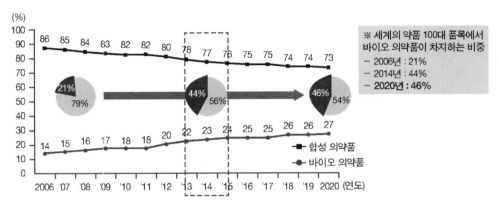

그림 1-16. Evaluate Pharma(2015) 2006~2020 의약품 비중 전망

2016년 우리나라의 바이오시밀러가 유럽시장에 본격적으로 진출한 것을 비롯해 국산 백신 등의 수출이 급증했다. 그 결과 2016년 우리나라의 바이오의약품 수출 실적은 14억 4,000만 달러로, 전년(9억 3,000만 달러) 대비 50% 이상 늘어났다. 한국 바이오의약품은 국제적 경쟁력을 갖추고 있다. 파미셀사의 '하티셀그램-AMI'이 2011년 세계 최초의 줄기세포치료제로 허가받은 것을 비롯하여 세계의 상용화된 줄기세포치료제 7개 제품 중 4개(하티셀그램-AMI, 카티스템, 큐피스템, 뉴로나타알주)가 한국 제품이다. 또한 SK케미칼의 혈우병 치료제 'NBP601'(제품명 앱스틸라)은 국내에서 개발된 바이오 신약으로는 최초로 2016년 미국 FDA로부터 시판 허가를 받았다. 세계 최초 항체 바이오시밀러인 셀트리온의 램시마는 2013년 출시한 지 4년만에 누적 수출 1조 원을 달성하는 등 성공적 행보를 이어가고 있다.

국내 기업들의 바이오의약품 생산 역량도 급증하고 있다. 셀트리온, 삼성바이오로직스, 동아쏘시오홀딩스 등이 연이어 인천경제자유구역에 생산공장을 설립하여 연 33만L를 생산하는 시설을 보유하고 있다. 2018년에는 51만L로 증설, 세계 바이오의약품 생산의 핵심기지로 발돋움할 것이라는 전망이 나오고 있다.

한국은 우수한 인재를 비롯해 생명공학 인프라와 뛰어난 임상시험 능력, 최고 수준의

IT 기반기술을 갖춘 바이오의약품 강국이다. 국내 바이오 분야 기술수준은 미국,EU, 일본에 이어 세계 4위권에 올랐다.

6) R&D 투자 현황

전 세계적으로 신약개발 경쟁이 치열하게 전개되고 있다. 글로벌 제약기업들은 매년 천문학적인 연구개발비를 투자하며 신약개발에 집중하고 있다. 2015년 기준으로 로슈는 매출액의 18.8%(9조 723억 원)를, 화이자는 16.8%(8조 3,670억 원), 노바티스는 16.7% (10조 453억)를 연구개발에 투자하고 있다. 반면 국내 제약기업들은 연구개발 투자규모 면에서 명백한 열세에 있다. 국내 제약기업 모두의 연간 연구개발비 총액은 2조 원에도 미치지 못하고 있다. 세계적인 제약사 한 곳의 연간 연구개발비에 훨씬 못 미치는 수준이다. 신약에 지원되는 정부예산도 아직은 미흡하다. 하나의 신약 개발에 보통 1~3조 원의 비용이 소요되는데, 2016년 신약부문에 투입된 총 연구개발비 1조 8,834억 원(민간+정부) 중 정부예산은 2,354억 원(13.6%)에 불과한 것으로 나타났다. 하지만 국내 제약기업들은 작은 규모에도 불구하고 매년 연구개발 투자를 지속적으로 확대하고 있다. 지난 2006년 34개 상장 제약사의 연구개발비 총액은 3,451억 원으로, 이는 전체 매출액 대비 5.9% 수준이었다. 이후 매년 연구개발 투자가 확대되면서 국내 상장 제약기업들의 연구개발비는 2010년 6,017억 원(매출액 대비 6.6%)에서, 2015년 1조 4,515억 원(매출액 대비 9.1%)으로 비약적으로 늘었다. 국내 제약사의 연구개발비는 글로벌 제약사에 비해 턱 없이 모자라지만 매년 그 규모를 늘려가며 신약개발에 한 걸음씩 다가서고 있다.

표 1-8. 주요 제약사 6곳의 연구개발비 현황(2015~2017)　　　　　　　　　(단위 : 백만 원, %)

항목	2015.2Q			2016.2Q			2017.2Q		
업체	연구개발비	매출액	비중	연구개발비	매출액	비중	연구개발비	매출액	비중
유한양행	30,443	514,026	5.92%	40,101	609,220	6.58%	47,817	706,258	6.77%
녹십자	44,680	417,240	10.71%	51,035	468,851	10.89%	55,936	513,426	10.89%
광동제약	3,218	270,803	1.19%	2,269	308,851	0.73%	2,672	343,228	0.78%
대웅제약	47,072	394,283	11.94%	52,604	383,192	13.73%	54,376	427,747	12.71%
한미약품	94,622	459,216	20.61%	82,425	490,917	16.79%	79,418	456,369	17.40%
종근당	40,902	287,315	14.24%	53,409	407,634	13.10%	46,265	420,707	11.00%

자료 : CEO스코어

7) 선진국 수준의 생산관리 시스템

2000년대 중반 이후 GMP 선진화 project에 따라 미국 등이 요구하는 cGMP 수준의 생산기반 구축을 위해 3조 원 이상의 비용이 투입되었다. 2014년 식약처의 PIC/S(의약품 실사 상호협력기구) 가입과 의약품 설계기반 품질 고도화(QbD : Quality by Design) 도입을 추진하고 있다. QbD는 제조공정과 품질관리로 이원화된 현 시스템을 하나의 시스템으로 융합, 첨단기술을 활용해 의약품 생산공정에서 발생할 수 있는 위험성을 사전에 예측하고 대처하는 품질관리시스템 구축, 미국, 유럽, 일본 등이 주도한 의약품 국제조화회의(ICH)에서 확립한 국제기준으로서 식약처는 제형별 QbD 적용 모델 및 기초기술 개발을 통한 제도의 도입기반 구축을 추진하고 있어 향후 국산 의약품의 글로벌 위상 제고와 해외수출 증대가 기대된다. 선진국 수준의 생산관리 시스템 확보로 인하여 항암제 등 특화된 제품을 유럽시장에 수출하는 한국기업의 수가 증가하고 있다.

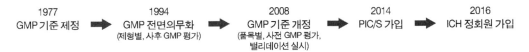

그림 1-17. GMP 기준 발전 현황

8) 글로벌 진출

글로벌(globalization)이란 기업이 전 세계 시장을 하나의 시장으로 보고 통합된 전략을 수립하는 것으로 국내가 아닌 세계시장을 포함해 의약품 수출과 교역이 이뤄졌을 때를 말한다. 그러나 글로벌 수준도 대상국가, 매출규모, 시장성 등 다양한 요인들에 의해 차별화될 수 있다.

한국 제약기업들의 신약 및 제제기술, 생산관리 시설 및 역량이 인정받으면서 해외진출이 가속화되고 있다. 의약품 수출은 해마다 큰 폭으로 늘고 있다. 식품의약품안전처에 따르면 2015년 의약품수출은 29억 4,000만 달러(약 3조 4,000억 원)로 2014년 대비 22%나 급증했다. 이는 최근 5년(2011~2015, 평균 14% 성장) 사이 가장 큰 폭의 증가다. 덕분에 의약품 부문 무역수지 적자(2조 3,000억 원)는 갈수록 줄어들고 있다. 신약 기술수출도 2015년 사상 최대의 실적을 거둔 데 이어 2016년 8건에, 최대 2조 원의 성과를 내는 등 국내 제약기업들의 해외진출이 활발히 전개되고 있다. 세계적 수준의 신약 개발을 위해 다수의 해외 임상도 활발히 전개하고 있다. 또한 국내 제약기업이 총 333개 품목에 대해 해외 GMP를 획득(2014년 기준)함에 따라 한국 제약기업이 글로벌 수준의 생산·관리 역량을 보유하고 있음을 확인할 수 있다.

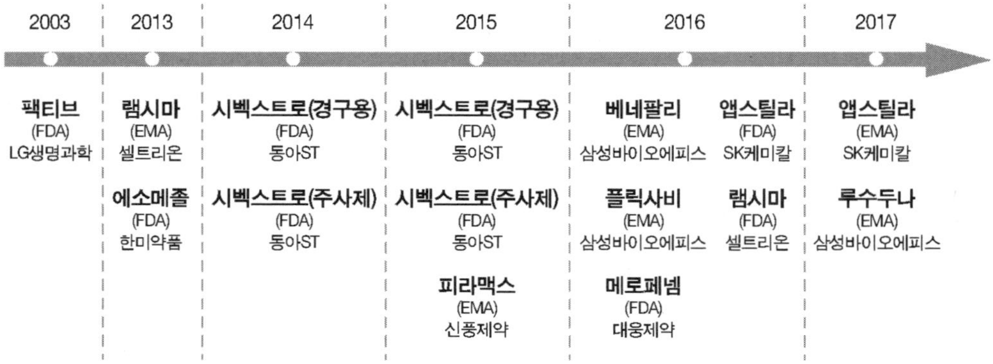

2003
2013
2014
2015
2016
2017
팩티브
(FDA)
LG생명과학
램시마
(EMA)
셀트리온
에소메졸
(FDA)
한미약품
시벡스트로(경구용)
(FDA)
동아ST
시벡스트로(주사제)
(FDA)
동아ST
시벡스트로(경구용)
(FDA)
동아ST
시벡스트로(주사제)
(FDA)
동아ST
피라맥스
(EMA)
신풍제약
베네팔리
(EMA)
삼성바이오에피스
플릭사비
(EMA)
삼성바이오에피스
메로페넴
(FDA)
대웅제약
앱스틸라
(FDA)
SK케미칼
램시마
(FDA)
셀트리온
앱스틸라
(EMA)
SK케미칼
루수두나
(EMA)
삼성바이오에피스

그림 1-18. 선진국 장벽 넘은 국내 개발 신약

수입
무역수지 적자 규모
수출
49.2
50.8
47.1
50.9
48.3
50.9
52.5
-31.7
-30.3
-25.9
-26.9
-18.9
-17
-12.8
17.5
20.5
21.2
24
29.4
33.9
39.7
2011
2012
2013
2014
2015
2016
2017(예상)

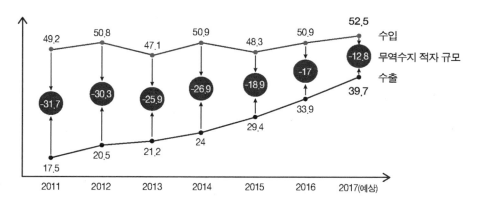

자료 : 한국의약품수출입협회, 한국제약바이오협회, 한국은행 경제통계시스템(ECOS), (단위 : 억 달러, %)

그림 1-19. 연도별 의약품 수입 · 수출 추이 변화

05. 국내 제약업체의 경영전략

1) 주요 제약사별 특화된 해외시장 진출 전략

내수 중심의 전문의약품 사업이 약가인하와 정부규제, 과다경쟁 등으로 성장의 한계에 직면하여 다양한 해외시장 진출 시도가 활발해질 전망이다. **01** 한미약품과 녹십자 등 상위 제약사는 시장이 큰 선진국에 진출하기 위해 글로벌 신약개발에 투자 집중하고 있다 **02** 대웅제약과 종근당, 보령제약 등의 제약사는 파머징(Pharmerging : 제약산업 신흥시장) 시장 진출을 목표로 설정했다. **03** 에스티팜, 유한화학, 유한양행 등과 같은 제약사는 다국적 제약기업에 원료의약품을 수출하여 선진국 시장에 진출한다. 정부의 신약개발 지원과 제약사의 신약개발 의지는 지속될 전망이다. 오픈이노베이션을 통한 신약개발 활동 증가 전망이고, 제약사와 바이오벤처 간의 노하우 공유 및 외부 신약 파이프라인을 도입하는 오픈이노베이션 차원의 신약개발 제휴가 증가될 것이다.

2) 임상단계 신약후보물질 및 기술수출 증가 등으로 신약개발 청신호

정부 및 제약사의 지속적인 R&D투자 증가로 임상단계의 신약후보물질 건수 크게 증가했다. 제약사들은 자체적으로 신약후보물질을 개발하거나 외부에서 개발 중인 후보물질을 도입하여 공동 개발하는 경우도 증가하고 있어, 임상 단계의 신약 파이프라인 양적으로 크게 증가했다. FDA 임상 3상에 진입하는 사례가 증가하는 등 질적으로도 성장한 경우도 있지만 비임상 단계 이전의 선도물질 및 후보물질은 상대적으로 부족하여 이에 대한 파이프라인 강화가 필요하다.

3) 한국제약기업의 기술 수출

2015~2016년 9월 사이 한국 제약기업이 해외로 기술수출을 한 건수는 총 33건, 계약 규모는 65억 달러(약 7.4조 원) 이상으로 파악되었다. 2015년 1월 파멥신이 중국 3SBio사와 DIG-KT라는 제품을 비공개로 계약한 것을 시작으로 3월에는 한미약품이 기술수출을 발표했다.

표 1-9. 주요 제약사 신약 파이프라인 현황

제약사	파이프라인명	적응증	파트너사	단계
한미약품	Poziotinib	다중표적 항암신약	스펙트럼, 중국 루예사	미국 임상2상
	HM7224	면역질환치료제 (BTK 저해제)	릴리	미국 임상2상 진입
	Efpeglenatide LAPS-Insulin115 LAPS-Insulin Combo	당뇨신약	사노피	미국 임상3상 준비 미국 임상1상 준비 미국 임상1상 준비
	HM12525A	당뇨-비만치료제	얀센	미국 임상2상 준비
	HM95573	RAF 표적 항암제	제넨텍	미국 임상3상
동아에스티	시벡스트로(페렘)	슈퍼항생제	큐비스트	미국 임상3상
	DA1229	NASH 치료제	토비라	임상1
	DA9805	파킨슨병치료제	자체개발	미국 임상2상 준비
	DA9801		자체개발	미국 임상2상 완료
녹십자	IVIG-SN	면역글로블린	자체개발	미국 허가신청
	헌터라제	헌터증후군	자체개발	미국 임상
SK케미칼	NBP601	혈우병치료제	호주 CSL	미국 허가신청
SK바이오팜	YKP3085	뇌전증치료제	자체개발	미국 임상3상
	SKL-n05	기면증	자체개발	미국 임상3상
	Plumiz	급성반복발작	자체개발	미국 허가 신청
중외제약	Wn항암제	표적항암제	자체개발	미국 임상2상 완료
바이오메드	VM202	중증하지허혈증	자체개발	미국 임상3상
		당뇨병성신경병증	자체개발	
종근당	CKD519	이상지질혈증치료제	자체개발	미국 임상2상 준비
	CKD504	헌터증후군치료제	자체개발	미국 임상1상 준비
	CKD506	관절염치료제	자체개발	미국 임상1상
	CKD581	혈액암치료제	자체개발	한국 임상1/2 진입

자료 : SK증권, 제약, 제약주, 혼란 속에서 길을 찾다 2016.11.23.

표 1-10. 한국 제약기업 기술수출 규모 상위 10개 계약(2015.1~2016.9)

계약시기	기업명	제품명	수출국	파트너사	계약규모
2015.03	한미약품	HM71224	미국	일라이릴리	6억9000만달러
2015.07	보령제약	카나브	동남아13개국	쥴릭파마	1억2900만달러
2015.08	진원생명과학	INO-3112	미국	매드이뮨	7억3000만달러
2015.10	제넥신	지속형 단백질치료제	중국	타슬리	1억달러
2015.10	CJ헬스케어	CJ-12420	중국	뤄신	9179만달러
2015.11	한미약품	퀀텀프로젝트	프랑스	사노피	30억유로
2015.11	한미약품	HM12525A	미국	얀센	9억1500만달러
2015.11	한미약품	HM61713	중국	자이랩	9200만달러
2016.06	크리스탈지노믹스	급성백혈병 신약 후보물질	미국	앱토즈 바이오사이언스	3억300만달러
2016.09	일양약품	놀텍	러시아외 2개국	알팜	2억달러

자료 : 복지부, 제약기업 기술수출 현황

4) 윤리경영의 필요성

　제약산업이 사람의 생명과 연관된 의약품을 다루는 만큼 다른 산업보다 높은 윤리의식이 필요하다는 인식이 강화되고 있는 추세이다. 제약사의 윤리경영이 단순한 기업 이미지 개선이 아닌 필수적인 요소로 인식되면서, 업계 투명성 강화를 위한 요구도 높아지고 있는 상황이기에 한국제약협회(KPMA)와 한국다국적의약산업협회(KRPIA)는 국내 제약기업의 윤리경영 실천방안을 모색하고 지키기 위해 노력하고 있다.

　전 세계적으로 공정경쟁의 자율규제를 장려하고, 위반행위를 대중에게 공개하는 등 투명성 제고에 대한 관심이 높아지고 있다. 제약업계와 보건의료 전문가 등 모든 이해당사자의 윤리기준이 높아져야 한다. 제약업계의 투명성 제고를 위해서는 제약사뿐 아니라 요양기관과 의료인의 참여가 필요하다. 자정노력을 뒷받침하기 위해서는 관련자들의 합의에 의해 이루어진 지침을 마련하는 등 시스템구축이 절실하게 필요하다. 윤리적인 업무수행은 필수지만, 업계에 통일된 행동강령과 예측 가능한 운영 시스템 구축이 뒤따라야 자율행동강령의 실효성을 높일 수 있다. 한국제약협회(KPMA)와 한국다국적의약산업협회(KRPIA) 회원 대부분 회사들은 2015년 공정거래 관련 법규를 자율적으로 준수하기 위해 운영하는 준법시스템인 자율준수프로그램(CP : Compliance Program)을 선포하고 실천하고 있다.

06. 국내외 헬스케어 산업 현황과 전망

1) 헬스케어 산업 개요

헬스케어 산업은 보건산업의 영역 중 의료서비스, 의료기기, 의약품 제조업을 포함하는 산업으로 정의한다. 보건산업(의료서비스/기기/의약품/화장품/식품)은 질병치료 및 건강 유지 등의 케어와 관련된 제품 및 서비스를 생산, 제공한다. 최근 헬스케어 산업은 다양한 사회적, 기술적 환경 변화에 따라 산업 외연이 크게 확장되는 추세이다.(노령 인구 급증, 정부 정책, 기술 발전 등의 환경적 요인을 바탕으로 글로벌 헬스케어 산업의 성장에 대한 기대감)

2) 헬스케어 산업 패러다임의 변화

인간의 기대 수명이 늘면서 건강하게 오래 사는 것, Well-Aging, Wellness, Anti-Aging의 중요성 부각되고 있다. 헬스케어 분야의 진단, 치료 중심에서 일상생활에서의 건강관리와 관련된 사전진단 및 예방으로 패러다임의 무게중심이 이동하고 있다.

3) 헬스케어의 확산요인

소득 증가, 고령화, 웰니스(Wellness)수요로 인해 공공 및 민간 의료보험 시장을 중심으로 의료비 지출이 완만하게 증가하고 있으며 한국의 1인당 의료비지출 증가율은 타 국가를 압도한다.(주요 OECD 국가의 평균 1인당 의료비지출 증가율은 3.7%인 반면, 한국의 1인당 의료비지출 증가율은 7.7%이다. 특히 GDP에서 차지하는 총 의료비 비중의 경우 주요 OECD 국가 평균은 9.2%에 이르나, 한국의 경우 그 비중이 6.7%에 불과하여 향후 복지수준 향상, 의료기술 발달 등을 고려할 때 성장성이 높다.

센서기술, 웨어러블 및 모바일 단말 등을 기반으로 한 IT(Information Technology)와 사물인터넷 (IoT : Internet of Things) 기술 등이 헬스케어 영역과 만나면서 선제적 진단, 유전자분석, 맞춤형 처방 및 모니터링 등 헬스케어 서비스의 신 부가가치와 서비스 영역을 창출하고 있다.

4) 헬스케어 산업의 향후 발전 방향

의료산업의 패러다임을 변화시키는 핵심동인 중 하나는 BT(Bio Technology), ICT(ICT : Information and Communications Technologies)와 같은 기술의 발전과 융합하여 착용 컴퓨터, 사물인터넷, 클라우드, 빅데이터와 같은 기술의 발전과 융합은 의료 혁신을 더욱 가속화시키는 원동력이다. 모바일 환경의 진화로 다양한 Wearable Device와 센서가 출시되면서 헬스케어 시장의 성장을 도모하고 있다. 맞춤형 예방, 관리에 활용될 수 있는 건강 정보를 끊임없이 획득할 수 있어 미래 의료 4P[예측 의료(Predictive medicine), 예방 의료(Preventive medicine), 맞춤 의료(Personalized medicine), 참여 의료(Participatory)]로 변화되고 있다.

표 1-11. 의료 + IT 융합 트렌드 변화

	E-헬스	U-헬스케어	스마트 헬스케어	⇒	IT 헬스
서비스	디지털 병원, 의료 정보화	e-헬스 + 원격의료, 만성질환자 관리	u-헬스 + 운동, 식사량 등 관강관리		스마트 헬스 + 개인맞춤형관리, 근거중심의학, 예방중심, 자가관리
Player	병원	병원, IT 기업	병원, IT 기업, 서비스 업체		보험사, 서비스업체 등 모든 이해관계자
이용자	의료인	의료인, 환자	의료인, 환자, 일반인		의료인, 환자, 일반인, 정부, 기업
시스템	병원운영시스템	의무기록(EMR), 건강기록(EHR)	개인건강기록(PHR)		IoT 기반의 PHR, 클라우드, 빅데이터, 인공지능

자료 : 한국보건산업진흥원

5) 글로벌 헬스케어 시장 전망

인구 노령화 증가, 정부정책, 기술 등의 요인을 바탕으로 향후 헬스케어 시장의 성장 추세는 지속될 전망이다. 2020년 글로벌 헬스케어 시장 규모는 2015년 대비 1.4배 증가한 6.8조 달러에 이를 전망이다.(연평균 성장률 6%대 예상) 지역별로는 아시아 태평양 및 중남미 지역을 중심으로 다소 높은 성장세를 보일 것으로 예상된다.

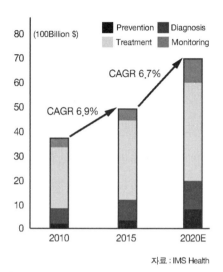

그림 1-20. 글로벌 헬스케어 시장 전망

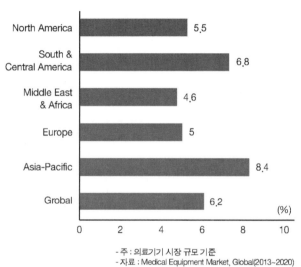

그림 1-21. 2015~2020년 지역별 의료기기 시장 전망

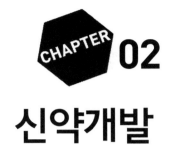

CHAPTER 02

신약개발

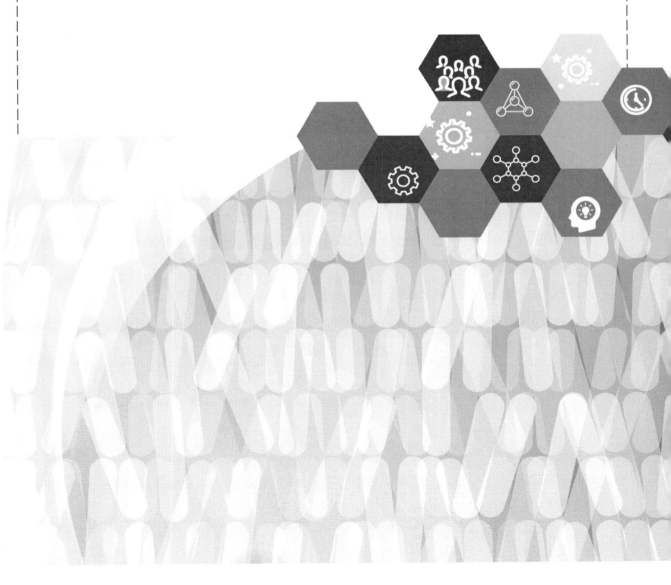

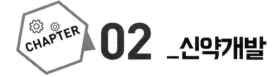

02 _신약개발

01. 신약개발과정

신약개발과정은 크게 연구(Research) 단계와 개발(Development) 단계로 구분된다. 첫 번째 연구단계(탐색)는 의약학적 개발목표(목적효능 및 작용기전 등)를 설정하고, 신물질의 설계, 합성 및 효능검색 연구를 반복하여 개발대상 물질을 선정하는 단계이다. 두 번째 개발단계는 대상물질에 대한 대량제조 공정개발, 제제화 연구, 안전성 평가, 생체 내 동태규명 및 임상시험을 거쳐 신약을 개발해 인허가, 출시되는 과정을 포함한다.

01 **타깃 선정(Target identification)** : 특정 질환 치료제를 개발하기 위해 타깃 단백질 등을 정하는 일이다. 선행 연구 결과와 전략 부합성을 종합적으로 판단해서 진행여부를 결정한다.

02 **타깃 검증(Target validation)** : 선정된 타깃을 제어하는 것과 목표하는 질환 치료와의 상관관계 및 인과관계를 검증하는 단계이다. 다양한 유전체 정보, 형질전환 동물의 정보 및, 연구용 물질을 활용하여 동물실험 결과를 보기도 한다.

03 **스크리닝(Target to hit)** : 합성신약의 경우, 선정된 타깃을 제어하는 물질을 찾는 작업으로, 타깃 단백질 어세이(protein arrays)를 개발해서 자동화된 High throughput screening(HTS) 통해서 수십만에서 수 백 만개의 화합물을 스크리닝 한다. 합성된 화합물의 효능을 단시간 내에 도시 검색할 수 있는 동시대량효능검색법 기술의 발달로 합성된 화합물의 효능을 동시 검색할 수 있다.

04 **선도물질 도출(Hit to lead)** : 스크리닝 결과로 나온 화합물들의 구조의 유사성을 찾

아서 좁혀 나간다. 합성신약 기준으로 1년 정도 소요되고, 유용한 화합물 시리즈 2-3개 도출하는 것이 목표다.

05 **선도 물질 최적화(Lead optimization)** : 합성신약의 경우 선정된 화합물 시리즈를 좀 더 집중해서 최적화 한다. 수십 명에서 수백 명의 의약화학자가 수백 개의 화합물을 합성되고, 바이오팀, 약리팀, 독성팀 등에 의해 in vitro와 in vivo 검증이 이루어진다. 연구단계에서 가장 비용이 많이 들고 오래 걸리는 단계로, 2년 이상 소요된다. 전임상 개발 후보와 백업(back up) 화합물을 도출하는 단계이다.

06 **전임상 개발(preclinical)** : 도출된 후보물질의 유효성과 독성을 검증하기 위해 동물 모델을 대상으로 생화학적 실험을 하는 단계이다.

07 **임상 1상** : 건강한 지원자 또는 대상 시험 질병의 위험도가 높은 환자(항암제, HIV 치료제 등)를 대상으로 내약성, 부작용 및 약물의 체내 동태 등 안정성 확인을 하는 단계이다. 임상약리시험에 중점을 두어 진행한다. 임상 2상 시험을 위한 최적 정보를 얻는 단계로 약물의 투여 제형 생체이용률 시험, 인체 내 대사과정 및 작용기전 등에 관한 시험을 포함한다.

08 **임상 2상** : 소수의 환자를 대상으로 유효성과 안전성을 평가하여 신약 가능성과 최적 용량 용법을 결정하고 치료효과를 탐색하는 단계로 허가의 핵심이 되는 단계이다. 이 단계에서 제형과 처방을 결정해야 한다. 이 단계에서 효능, 효과, 용법, 용량, 사용상의 주의사항 등을 결정한다.

09 **임상 3상** : 가장 규모가 큰 임상시험 단계로 다수의 환자를 대상으로 유효성에 대한 추가 정보 및 확증적 자료를 확보하는 단계이다. 따라서 다른 단계에 비해 장기적으로 진행되고 다른 약물과 병용했을 때 효과까지 검증한다.

10 **임상 4상** : 신약이 승인되어 시장에 출시된 후, 환자들에게 투여했을 때 시판 전 제한적인 임상 시험에서 파악할 수 없었던 부작용이나 예상하지 못하였던 새로운 증상을 추가로 조사 연구하는 단계이다. 신약 시판 후 조사 단계라고 한다.

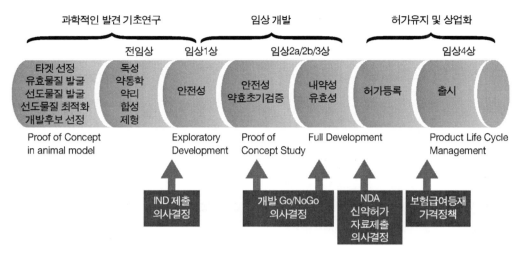

그림 2-1. 의약품의 개발단계

02. 기초탐색 및 원천기술연구 과정과 개발후보물

1) 신약개발과정에서의 약물대사 연구

신약개발은 많은 시간과 노력 그리고 높은 비용을 소모하는 과정이지만 높은 부가가치를 창출할 수 있는 산업이다. 신약개발을 위한 임상연구 과정에서 주요 실패요인이 약물대사 및 약물동태로 알려진 1990년대 초반 이후 신약개발의 초기단계에서부터 ADME(Absorption, Distribution, Metabolism, Excretion) 평가연구를 적극적으로 도입함으로써 신약개발 성공률을 높이기 위한 노력이 지속적으로 진행되어 왔고 현재 다국적 제약사를 중심으로 신약개발이 진행되고 있다. 이러한 노력의 결과로 ADME의 문제로 인한 신약개발 실패는 현저히 감소하고 있다. 특히 신약개발과정에서 후보물질의 대사적 특성을 초기에 연구하는 것은 신약개발의 비용과 시간을 절약하는 주요 전략으로 자리하고 있다.

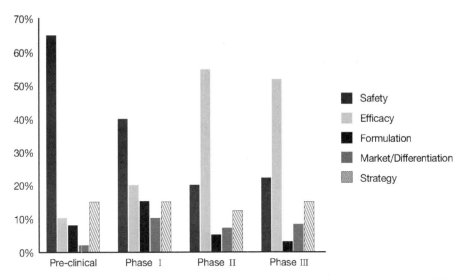

자료 : Michael J. Barrett & Donald E Frail, Drug Repositioning, Wiley & Sons, 2012.4

그림 2-2. 임상 단계별 실패 이유

현재 신약개발 과정에서는 초기단계인 신약탐색단계에서부터 활성(activity)뿐만 아니라 물성(property)에 대한 최적화 연구도 동시에 진행함으로써 임상에서의 성공가능성이 높은 'drug-like property'를 지닌 후보물질 도출을 위해 노력하고 있다. Drug-like한 특성은 선도물질(lead compound) 도출 이후 선도물질의 최적화 과정에서 그 중요성이 더욱 강조되며 그 이유는 후보물질(candidate)의 임상에서의 성공 가능성을 예측하는 지표가 될 수 있기 때문이다. 1997년 Pizer's의 Lipinski의 Role of five(RO5)에 의하면 drug-like한 특성에 대해 임상1상까지 개발 중인 물질이 살아남을 만큼 충분한 ADME/Tox의 성질을 가지는 것이라 정의하고 있다. 현재 구조적, 물리화학적, ADME/Tox 측면에서 drug-likeness와 관련된 평가를 신약개발의 초기단계에 수행하고 있다.

2) 선도물질의 최적화와 후보물질 도출을 위한 약물대사연구

신약개발 초기단계에서 도출된 선도물질들은 일반적으로 약으로 갖춰야 할 적절한 물성을 지니지 못하고 있다. 시험관에서 아무리 좋은 효과를 나타낸 물질이라도 동물에 투여 후 충분한 혈중 농도를 지속적으로 유지하지 못한다면 신약으로의 가치를 상실하는 것이다.

신약개발 초기단계에서 DMPK(drug metabolism and pharmacokinetics)를 연구하는 사람들이 당면하는 주요 문제는 낮은 흡수율, 낮은 혈중 농도, 신속한 대사 및 배설 등과 같은 바람직하지 못한 PK 특성들로 많은 DMPK 연구자들은 물질의 PK 특성을 개선하여 선도물질을 최적화하고 후보물질을 도출하기 위해 다양한 노력을 기울이고 있다. 특히, 신약개발 초기단계에서의 약물대사연구는 개발 중인 약물의 운명을 결정하는데 매우 중요한 역할을 담당하고 있다. 약물이 효과를 나타내기 위해서는 그 물질이 표적 (target)에 무사히 도달하여 약효를 내기 충분한 농도에 도달하여야 하는데 약물이 대사되면 특별한 경우를 제외하고는 대부분 활성을 잃기 때문에 약을 개발하는 입장에서 약물 대사 연구는 매우 어렵지만 해야만 하는 과정이다.

3) 약물대사(Drug metabolism, Biotransformation) 및 대사안정성 시험

약물 대사는 거의 모든 장기에서 일어날 수 있으나 주요 약물대사효소는 간에 높은 수준으로 발현되어 있어 간이 약물대사에 있어 가장 중요한 장기라 할 수 있다. 대사과정은 흡수된 외인성 물질의 수용성을 증가시켜 체외배설이 용이한 형태로 전환시키는 과정으로 약을 포함한 외인성 물질의 체내 축적을 막는 중요한 방어체계 이다. 하지만 때로는 약물대사의 과정이 불완전하여 대사과정에서 오히려 독성이 증가하는 bioactivation이 유발되기도 한다.

일반적으로 약물대사반응은 phase1과 phase2 반응으로 나누어진다.

phase1 반응은 전형적으로 관능기(functional group, 예. hydroxyl)를 도입하여 물질의 극성(polarity)를 증가시키는 반응이고, phase2 반응은 모화합물 자체 또는 모화합물이 phase1 반응을 통해 polar한 관능기가 도입된 후 생성된 대사체에 일어나는 conjugation 반응으로 수용성을 증가시킨다.

phase1 반응은 주로 cytochrome P405(CYP) enzymes에 의한 산화반응(oxidation)이 주된 반응이며 가수분해(hydrolysis)와 환원반응(reduction)도 가능하다. phase2 반응은 glucuronidation, sulfation, glutathione conjugation, amino acid conjugation, methylation 및 acetylation 반응이 있으며 methylation과 acetylation을 제외한 다른 반응은 모두 수용성을 증가시키는 반응이다.

생체 내로 흡수된 약물이 몸 밖으로 배설되는 경로의 총합을 약물 청소율(drug clearance)이라 한다. 약물 청소율은 주로 뇨 또는 변으로의 배설과 약물대사에 의해 일어나는데 시판되고 있는 약물 중 약 75% 정도가 약물대사경로를 통해 몸 밖으로 제거된다고 알려져 있다. 즉, 약물대사가 약물 청소율에 있어 매우 중요하다. 약물대사의 75% 정도는 CYP에 의해 일어나는 것으로 보고되고 있는데 이는 시판되는 약물의 약 55%가 CYP에 의해 매개된다는 것을 의미한다.

CYP는 매우 다양한 동종효소(isoform)를 가지는데 특히 5가지 동종효소, CYP 1A2, CYP 2C9, CYP 2C19, CYP 2D6 및 CYP3A4가 전체 CYP에 의한 대사의 90% 이상을 차지한다. 이러한 이유 때문에 신약개발 초기 스크리닝 단계에서 약물대사에 안정한 특히 CYP에 보다 안정한 물질을 찾고자 하는 노력의 일환으로 microsomes을 이용한 대사 안정성 시험을 수행하고 있다. 약물대사는 주로 간에서 일어나기 때문에 약물대사와 관련한 in vitro 시험은 간으로부터 유래한 tissue fraction(예. microsomes, cytosol 또는, S9 fraction) 및 primary hepatocyte 등을 enzyme source로 사용하는 것이 일반적이다.

4) 대사체 동정(metabolite identification)

현재 신약개발과정에서는 신약개발의 각 단계를 효율적으로 지원할 수 있는 다양한 in vitro 및 in vivo 시험계가 개발되어 활용되고 있다. 특히, 선도물질의 최적화 단계에서 약물대사연구는 큰 의미를 지니며 약물 대사체의 동정 및 대사경로의 규명은 신약개발과정에서 필수적으로 요구되며 신약개발 규제/허가기관에서도 물질의 안전성 및 유효성 검증을 위하여 필수적으로 요구되고 있다.

약물 대사체의 동정은 신약개발단계에 따라 그 목적을 달리하는데 신약개발 초기단계에서는 주로 microsomes과 hepatocyte 등 in vitro 시험계를 이용하여 수행되며 개발 중인 물질의 구조 중 대사에 취약한 부분(metabolic soft spot)을 찾아 연구자들에게 정보를 제공하여 보다 대사에 안정한 물질을 합성할 수 있도록 하는 것을 그 목적으로 한다.

후보물질의 평가단계에서는 다양한 실험동물 종(species)에서의 약물 대사체 스크리닝을 통해 인체와 유사한 대사체 프로파일을 보이는 종을 찾고 그 실험동물 종을 이용하여 전임상 시험을 수행할 수 있게 함으로써 전임상 실험결과와 임상시험 결과간의 상관관계를 높이는데 주안점을 둔다.

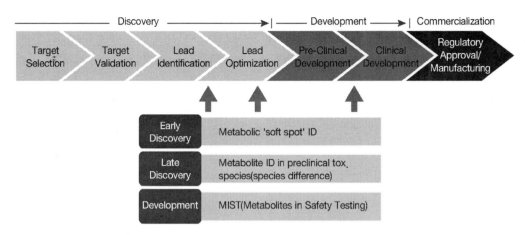

그림 2-3. Metabolite ID in drug discovery and development

2008년 미국 FDA에서 MIST라는 Guidance를 발표하였다. 이 guidance에서는 대사체의 AUC(area under the curve)가 모화합물(parent compound) AUC의 105 이상이고 그 대사체가 실험에 사용한 동물 종에서 발견되지 않거나 인간에 비해 낮은 농도로 측정될 경우 모약물 외에 대사체의 전임상 독성을 요구한다. 또한 인간에 선택적인 대사체가 일정량 이상 생성될 경우 신약개발을 위해서는 대사체의 안전성을 필수적으로 평가해야 됨을 강조하고 이러한 이유로 많은 제약회사에서는 임상시험에서 발생할 수 있는 예상치 못한 독성의 가능성을 최소화하기 위해 후보물질 평가 및 개발단계에서 대사체의 종차를 정성 및 정량적 측면 모두에서 평가하고 있다. 신약개발 초기단계에서의 대사체 연구가 PK 특성을 개선하기 위한 부분에 목적을 두어 정성적 분석에 초점을 맞추었다면 후기단계에서는 독성적 측면에서의 대사 연구를 수행하기 위해 정성뿐 아니라 정량적 분석이 강조되고 있다.

5) 약물유래 간독성과 약물상호작용

1990년 이후 독성문제로 시판 중에 시장에서 철수한 33종의 의약품을 원인 별로 분석해본 결과 13종(약 40%)은 간독성, 10건(약 30%) QT interval 증가에 따른 심장독성(부정맥) 그리고 약물대사를 통한 약물상호작용 8건(약 24%)으로 조사되었다. 심장독성을 제외하고 간독성과 약물상호작용은 약물대사와 매우 밀접한 관련을 지니고 있다.

약물유래 간독성(DILI; Drug-induced liver injury)은 모약물 보다는 친전자성의 독성 대사체에 기인한다. 1990년대 이후 benoxaprofen, iproniazid, nefazodone, tienilic acid, troglitazone, bromfenac (unclear) 등의 약물은 대사체에 의한 독성으로 시장에서 철수되었다. black box 경고가 부가된 15개의 약물 중 8개 역시 독성 대사체에 기인하는 것으로 알려졌다.

심장독성의 경우 심장의 action potential을 조절하는 ion channel, 특히 hERG와 같은 중요한 표적 단백질이 규명되어 신약개발의 초기단계에서 심장독성에 대한 평가가 진행되고 있으나 약물유래 간독성은 표적 단백질이 발굴되지 않고 있어 신약개발의 초기단계에서 간독성을 평가할 수 있는 연구방법은 매우 제한적이다. 결과적으로 약물유래 간독성은 현재까지도 신약개발의 가장 큰 허들 중 하나이다.

약물상호작용(drug intercation)에 의해 시장에서 퇴출된 대표적인 약물은 Terfenadine으로 1990년 심각한 약물상호작용에 대한 보고가 있었고 1992년 미국 FDA에서 black box 경고가 부가된 이후 1998년 시장에서 퇴출되었다.

의약품 안전성 평가에서 약물상호작용은 한가지 약물이 다른 약물(또는 내/외인성 물질과 생체 구성성분)들과 상호작용하여 투여된 약물의 약효나 독성에 변화가 유발되는 현상이다. 약물대사를 통한 약물상호작용은 A 약물이 B 등 다른 약물의 체내동태(혈중 또는 조직에서 AUC, 반감기, 최대농도 등)가 변동되고 결과적으로 B 약물의 약효/독성이 정상과 다르게 발현하는 것이다.

CYP의 큰 특징은 외인성 물질의 노출에 의해 발현이나 활성이 유도되거나 억제되는 특징을 가지고 있다. CYP의 유도는 약물의 농도를 감소시켜 약효가 나타날 수 있는 유효농도에 도달하지 못하게 하는 반면 CYP의 억제는 약물의 농도를 증가시켜 약효를 넘어 독성을 유발하게 할 수 있다. 약물대사를 통한 의약품의 상호작용은 의약품과 의약품 외에도 식품과 의약품, 천연물과 의약품 등 다양한 조합에서도 발생할 수 있다.

약물상호작용에서 CYP를 유도하거나 억제하여 병용 처리된 다른 의약품의 PK 지표를 변화시키는 것을 가해자(perpetrator) 그리고 변화된 CYP에 의해 대사를 받는 것을 피해자(victim or substrate)로 표현한다. 약물상호작용으로 혈중 농도가 증가하여 독성을 유발하는 의약품은 주로 CYP의 기질인 피해자다.

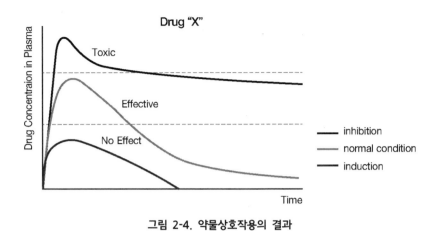

그림 2-4. 약물상호작용의 결과

현재 신약개발 과정 중 인체 내 약물상호작용을 예측하고 그 기전을 규명하기 위해 CYP inhibition/induction 시험을 routine하게 수행하고 있다. 최근 2012년에 미국 FDA 에서 발표된 guidance 내용을 살펴보면 invitro CYP inhibition 연구의 경우, 기존의 5종 의 CYPs에 대한 CYP inhibition study에서 CYP 2B6, CYP 2C8 2종을 추가하여 7종의 CYP에 대한 inhibition study를 수행할 것을 권장하고 있으며 inhibition의 mechanism 을 이해하기 위해 좀더 자세한 reversible inhibition/time dependent inhibition(TDI) 에 대한 기준을 제시하고 있다.

in vitro CYP induction의 경우 새로운 end point로 mRNA의 변화를 제시하였고 in vivo study를 대신할 PBPK modeling 및 simulation과 관련된 내용을 포함하고 또한 주요 배설경로(elimination pathway)에 대한 연구에서 기존에 CYP에 대한 reaction phenotyping 연구에 새롭게 UGT 에 대한 평가를 추가하고 있다. 그리고 기존의 약물대 사효소, 특히 CYP에 대한 약물상호작용 연구에서 transport의 약물상호작용에 대한 내용을 추가한 것이 가장 큰 변화이다. 종합적으로 미국 FDA에서 2012년에 발표된 guidance는 약물상호작용에 대한 광범위한 결과를 요구하고 있다.

6) 결론

신약개발 과정에서 수행되고 있는 약물대사의 연구는 개발 중인 물질의 PK 특성과 독 성적 측면을 이해하기 위함이다.

신약개발의 궁극적인 목적은 사람에서 치료제로 사용할 수 있는 물질의 개발이라 볼 수 있으며 이를 위해서는 반드시 규제기관으로부터 허가를 받아야 한다.

규제기관의 허가를 받을 때 가장 크게 고려되는 점은 약효와 안전성의 문제이며 이에 대한 이해를 돕기 위해 DMPK 연구가 수행되어야 하는 것이다. 실제로 DMPK 관련 정보를 이용하여 약물의 화학구조, 효능 및 PK가 적절하게 균형을 이룰 수 있는 약물 설계를 통해 성공한 사례는 다수 존재한다. 비록 임상시험에 앞서 in vitro 및 실험동물을 이용한 다양한 DMPK 시험을 수행하고 있고 이러한 결과가 매우 유용한 정보를 제공하지만 human prediction에 있어서는 분명 한계가 존재하고 있다. 따라서 선행연구로부터 얻은 결과를 사람에 외삽(extrapolation) 할 때에는 많은 주의가 필요하다. 실험동물 간 생리적인 특성이 유사하다 하더라도 특히 약물대사의 경우 약물대사효소의 종차(species difference)가 매우 크기 때문에 실험동물 결과로부터 사람에서 신뢰할 만한 결과를 예측하기 위해서는 무엇보다도 종간 유사점과 차이점에 관련된 mechanism의 이해가 무엇보다도 중요하다.

03. 1상 임상시험의 역할

1) 1상 임상시험의 전통적 역할

신약개발에서 1상 임상시험의 전통적인 역할은 신약의 안전성과 약동학의 평가이다. 1상 임상시험은 비임상 단계에서 임상 단계로 진입하는 초입 단계이며 이 과정에서 사람에서 견딜 수 있는 내약용량 (tolerable dose range)을 안전성이 허용하는 범위에서 충분히 높은 용량까지 올바르게 평가하는 것이 중요하다. 시험약의 효능 (efficacy) 및 효과 (effectiveness)를 평가하는 이후의 임상시험은 이러한 내약용량 범위 이내에서 이루어지게 된다. 따라서 만약 1상 단계에서 내약용량 범위가 충분히 확보되지 않으면 이후의 임상시험에서 테스트 할 수 있는 용량은 제한될 수밖에 없다.

2) 1상 임상시험 디자인

1상 임상시험의 피험자는 세포독성항암제 등의 일부 예외적인 경우를 제외하고 개발 약물의 치료 대상 환자가 아닌 건강한 성인 자원자를 대상으로 한다. 이는 대부분의 1상 임상시험의 1차적인 목적이 약효의 평가가 아닌 안전성의 평가인 것과 관련이 있다. 그 밖에도 현재의 표준 치료를 받아야 할 환자를 대상으로 치료 효과 여부가 아직 불확실한 약물을 최적의 용량, 용법이 결정되지 않은 상태에서 투약하는 것은 윤리적으로 바람직하지 않으며, 건강한 성인 자원자가 만약 발생할 수도 있는 이상반응에 견딜 수 있는 능력이 크다는 등의 이유도 있다.

1상 임상시험 계획서의 피험자 선정기준(selection criteria)은 일반적으로 매우 까다롭다. 1상 임상시험에 참여할 수 있는 피험자는 나이, 체질량지수(body mass index), 흡연력, 음주 상태, 질환 및 수술 병력 등의 여러 조건을 만족시켜야 한다. 이는 1상 임상시험의 내적타당도(internal validity)를 높이기 위한 방법이다. 즉 시험약물과 약물에 의한 이상반응의 관계 평가가 1상 임상시험의 목적이라면 최대한 균질한(homogeneous) 피험자들을 대상으로 수행해야지만 시험약물 투여 후 관찰되는 이상반응과 시험약물 사이의 인과관계 평가가 올바르게 이루어질 수 있다. 다시 말하면 매우 다양한 인구학적 및 병력 특성을 가진 피험자들을 대상으로 1상 임상시험을 수행하면 시험약물 투여 후 발생하는 이상반응이 시험약에 의해 발생하는 것인지, 해당 피험자의 특성에 의해 시험약과 무관하게 나타나는 것인지 판단하기 어렵다. 임상시험 디자인에 있어서 내적타당도의 확보는 1상 임상시험을 포함한 약물에 대한 지식을 상대적으로 적게 가지고 있는 조기임상시험 단계에서 더욱 중요하다고 할 수 있으며, 2상 임상시험의 피험자 선정기준이 3상 임상시험의 기준보다 다소 엄격하다는 점도 이러한 관점에서 이해될 수 있다. 하지만 3상 임상시험과 같은 후기 임상시험으로 갈수록 임상시험 디자인의 내적타당도는 여전히 중요하지만 시험의 외적타당도(external validity), 즉 일반화가능성(generalizability) 또한 중요해진다. 3상 임상시험의 피험자 선정기준이 상대적으로 덜 엄격하며 임상시험을 마치 실제 진료행위와 유사한 상황에서 수행하는 것은 이러한 시험의 일반화가능성을 확보하기 위함으로 이해할 수 있다.

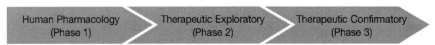

Human Pharmacology
(Phase 1)

Therapeutic Exploratory
(Phase 2)

Therapeutic Confirmatory
(Phase 3)

Internal Validity
(Cause-Effect Relationships)

Homogeneity
- Divergent subgroup of patients can distort
  findings of the majority
- Restriction of population reduces 'noise' and
  allows study to be done in a smaller sample size

External Validity
(Generalizability)

Generalizability
- At the end of the study, it will be important
  to apply findings to the broad population of
  patients with the disease
- It is questionable to generalize the findings to
  those excluded from the study

그림 2-5. 임상시험 단계와 시험 디자인의 내적타당도 및 외적타당도

　1상 임상시험은 흔히 별도의 연구전용 병실에 피험자들을 입원시켜 시험약물 투여 후 반응을 매우 밀도 있게 관찰한다. 피험자들의 입원은 시험약물의 사람에 대한 안전성 정보가 상대적으로 부족한 1상 임상시험 단계에서 피험자들의 안전을 보장한다는 측면과 함께 시험약물의 사람에의 작용을 통제된 상황에서 집중적으로 모니터링하여 시험약물의 특성을 최대한 많이 파악하기 위함이다. 이 때문에 1상 임상시험을 human pharmacology 시험이라고 한다. 이러한 디자인의 특성은 기본적으로 1상 임상시험이 탐색적(exploratory) 임상시험임을 반영한다. 즉, 1상 임상시험은 많은 경우 어떠한 가설을 검증하기 위한 시험이 아니므로 3상 임상시험 등과 같이 가설을 검증하기 위한 피험자수를 통계적으로 산출할 수는 없는 경우가 많으며, 탐색적 임상시험의 특성상 결과도 기술통계학(descriptive statistic)적으로 제시된다. 이 경우 피험자수가 커지면 제시되는 통계량의 표준오차가 줄어들어서 정밀(precise)한 결과를 제시할 수 있는 장점이 있다.

　1상 임상시험은 흔히 용량을 증량(dose escalation)하여 수행한다. 이는 약물 이상반응도 기본적으로 용량 반응 관계를 따르기 때문이며 이러한 디자인을 통해 더 많은 시험약물에 대한 정보를 얻을 수 있다. 예를 들어 특정 이상반응이 용량 군별로 지속적으로 나타나고 높은 용량 군에서 점점 더 많이 발생한다면 이상반응이 용량-반응관계를 따르는 것으로 볼 수 있으며 이는 해당 이상반응의 시험약물과의 인과관계가 있다는 강력한 증거이다.

　1상 임상시험은 흔히 여러 용량의 시험약군과 함께 위약군을 대조군으로 두며 시험약군과 위약군에의 배정은 무작위적(random)으로 수행된다. 무작위배정은 모든 단계의 임상시험에 있어서 내적타당도를 높이기 위한 주요 수단 중 하나이다. 무작위배정은 임상시험 결과의 통계 분석의 전제조건 충족, 윤리적 문제의 경감 등과 더불어 임상시험에서 관찰하는 결과에 영향을 미치는 알려지지 않은 교란변수(unknown confounder)를 통제하는 중요한 역할을 한다. 따라서 무작위배정 여부에 따라 임상시험 결과의 증거로서의 가치에 많은 차이가 있다고 본다. 참고로 알려진 교란변수(known confounder)를 제어하는 방법으로는 층화(stratification)가 있다. 성별이 시험약물의 치료효과에 유의한 영향을 미친다면 임상시험을 성별로 나누어 일정 비율 (예를 들면 1:1)의 피험자 수로 임상시험을 수행하는 것을 예로 들 수 있다. 1상 시험 단계에서는 피험자의 안전성, 내약성 등에 영향을 미치는 인자가 일반적으로 잘 알려져 있지 않으므로 3상 등 후기임상시험에서 보다는 상대적으로 적게 사용된다. 하지만 UGT1A 유전형에 따라 약동학의 유의한 차이가 나고 이로 인한 독성의 차이가 알려진 세포독성 항암제인 irinotecan을 다른 항암제와 새로운 조합으로 1상 임상시험을 수행하여 최대내약용량(maximum tolerated dose)을 구할 때 UGT1A에 따라 피험자를 층화하여 1상시험을 수행하는 예도 있다.

임상시험을 수행하면 우리가 얻고자 의도하였던 signal과 함께 원하지 않은 noise도 필연적으로 발생한다. 좋은 임상시험 디자인은 signal을 증폭시키거나 noise를 줄이는 것인데 앞서 언급한 대조군, 무작위배정, 층화, 엄격한 피험자 선정기준 등은 모두 임상시험에서 noise를 줄이기 위한 방법으로 이해할 수 있으며 이는 1상 임상시험에도 적용된다.

3) 1상 임상시험의 역할 변화

신약 개발환경은 갈수록 악화되고 있다. 엄격한 신약평가에 대한 사회적 수요, 관련 규제의 강화, 판매에 성공하기 위해서는 이미 개발된 약물보다 뛰어나야 한다는 점 등에 의해 개발비용은 증가하는 반면, 신약개발을 끝까지 진행하여 신약시판 허가를 받는 약물의 개수는 오히려 감소하고 있다. 신약의 임상개발 실패 이유는 보면 2상과 3상 임상시험에서 공통적으로 치료효과의 부재가 가장 큰 원인으로 파악되고 있으며, 독성 문제가 그 다음을 따르고 있다. 아울러 3상 임상시험 단계에서의 실패율이 증가하고 있으며, 이러한 상황들은 신약개발자 입장에서는 매우 어려운 문제이지만 극복해야 할 문제이다. 이를 위해서 신약 개발과정에서 시험약물의 치료효과 등을 가급적 조기에 합리적, 과학적으로 파악하는 것이 매우 중요해지고 있으며 이를 위한 기술 개발이 활발하다. Phase 0 study라는 용어도 비교적 최근에 생긴 것이며 이 또한 신약의 특성을 기존보다 조기에 파악하는 것의 중요성을 말해 준다. 이러한 여건의 변화에 따라 1상 임상시험의 역할도 기존의 안전성 평가와 더불어 치료효과에 대한 파악으로 확장되고 있다. 이러한 개발 약물의 치료효과 특성에 대한 조기 파악을 가능하게 하는 것 중의 하나가 신약의 작용 기전을 반영하는 바이오마커(mechanism based biomarker) 기술이다. 과거의 신약 개발이 경험적으로 이루어졌다고 한다면 최근의 신약개발은 상대적으로 개발 초기부터 약물의 작용 기전을 파악하고 개발이 이루어진다. 따라서 1상 시험에서 이러한 기전 관련 바이오마커를 활용하여 신약이 실제로 사람에서 기전에 따라 작용하는지 여부를 관찰(proof of mechanism, POM)할 수 있고 더 나아가 최고 치료효과 용량을 예측할 수도 있다. PET (Positron Emission Tomography)에 의한 신약의 receptor occupancy (RO)가 하나의 예이다. 즉 건강자원자나 환자에서 시험약물 투여 후 실제 시험약물의 작용부위로 제안된 수용체에 결합(RO)하는지를 관찰(POM)하고 더 나아가 RO의 용량 반응 곡선을 파악하여 최고 용량을 1상 단계에서 예측할 수 있다. POM의 의미는 전통적으로 2상 임상시험단계에서 대리표적(surrogate endpoint)의 용량반응 관계 관찰을 통한 Proof of concept (PoC)와 마찬가지로 신약이 실제로 조기 단계에서 치료효과가 있을 가능성이 높다고 판단하는 근거로 이해할 수 있다.

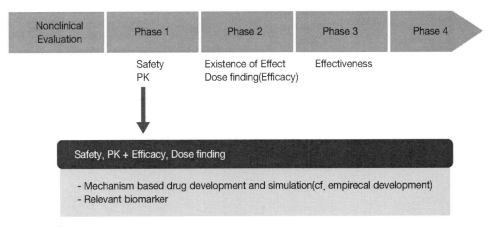

그림 2-6. 신약 임상평가 패러다임의 변화

신약의 조기 특성 파악은 1상 임상시험에 국한 되는 것은 아니다. 비임상 단계, 더 나아가 신약의 실험실적 개발 단계 등 좀 더 빨리 파악하면 할수록 좋다. 이를 통해 조기 단계에 go-/no go-decision을 합리적으로 수행함으로써 신약을 효율적으로 개발하고 신약개발의 기회비용을 줄일 수 있다.

신약의 조기 특성 파악과 관련하여 중요한 방법 중의 하나로 인정되고 널리 활용되고 있는 것이 Pharmacokinetic(PK)-Pharmacodynamic(PD) modeling 및 system pharmacology이다. 이러한 방법은 주어진 자료에서 더욱 많은 정보를 추출해내는 informatics로 이해할 수 있으며, 여러 다양한 상황에서 활용될 수 있는 가능성이 무궁무진하기 때문에 신약개발에 있어서 핵심적 기술 중 하나로 인식되고 있어서 유수의 다국적 제약회사 등에서 활발히 활용하고 있다. 국내에서도 신약개발 초기단계에서부터 Biomarker, PK-PD modeling 기술에 대한 적극적인 관심과 적절한 활용이 필요하다.

04. 모델링 시뮬레이션(Modeling simulation)

최근 성공적인 신약 개발을 위해 모델링 시뮬레이션(Modeling simulation)이 적극 활용돼야 한다. 모델링은 한 마디로 데이터를 수식화하는 작업이다. 많은 데이터를 바탕으로 모델링을 통한 커뮤니케이션을 할 수 있고 반대로 시뮬레이션으로 미래를 예측할 수도 있다. 신약 개발의 여러 분야에서도 모델링 시뮬레이션은 활용되고 있는 추세다. 최근에는 전임상 단계, 그 전 단계에서도 모델링 시뮬레이션을 적용하는 사례들이 늘어나고 있다. 모델링 시뮬레이션은 이미 해외 몇몇 선진국에서는 활용되고 있는 것으로 알려졌다. 미국 FDA는 이에 대한 가이드라인을 개발해 신약 개발에 활용하도록 권고하고 있을 정도이다.

신약 개발 과정에서 활용되는 모델링 시뮬레이션은 실제 효과가 있음이 입증되고 있다. 한 예로 모 기업의 진통제 개발 과정에서는 모델링 시뮬레이션을 통해 반응-표면 설계(Response-surface plot)를 제작해 최적의 용량과 용법을 예측한 사례가 있다. 또한 기술의 발전으로 이미징(Imaging) 바이오마커(Biomarker)들이 속속 개발되며 임상 1상에서부터 약의 효과를 판단해 추후 개발 가능성을 평가하려는 추세가 이어지고 있다. 신약 실패율을 낮추기 위해 초기단계에서부터 승부를 보려는 것이다. 이 같은 상황에서 피험자들에게 약물을 반복적으로 투약해 영상 촬영을 할 수 없는 경우 모델링 시뮬레이션은 효과적으로 이용될 수 있을 것이다. 모델링 시뮬레이션은 신약 개발의 타당성 및 올바른 개발 방향을 제시할 수 있을 뿐 아니라 신약 개발을 빠르게 진행시킬 수 있는 핵심 요소가 될 수 있다.

05. 인공지능 활용

　신약개발은 오랜 개발 기간과 막대한 비용을 필요로 하는 만큼 초기 연구개발에서의 효율성과 효과성이 제약 산업의 지속 가능성을 위한 가장 중요한 요인이다. 초기 5000여 개의 후보물질 중 단 하나의 신약으로 좁혀가는 신약개발 과정에서 인공지능(AI)을 활용하면 성공률을 크게 높일 수 있고 신약개발 기간도 획기적으로 단축할 수 있다. 인공지능(AI) 활용은 치료중심에서 예측 및 예방 중심으로 의료 및 제약 부문의 패러다임을 전환시킬 것이다. 제약사가 신약을 개발하지 않고도 라이선스(license)를 구매해 판매를 전담하는 새로운 모델도 등장할 수 있다.

　미국의 화이자는 클라우드 기반 인공지능 플랫폼인 IBM의 신약 탐색용 왓슨을 도입해 항암 신약 연구개발을 착수했다. 이스라엘 테바는 인공지능을 이용해 호흡기, 중추 신경제 질환 분석 및 만성질환 약물 복용 후 분석과 신약 개발 등을 시도하고 있다. 샌프란시스코에 본사를 두고 있는 아톰와이즈는 딥러닝 인공지능 네트워크 기술을 활용하여 분자들의 화학 반응 및 생물학적 반을 예측하여 주요 질병을 치료할 신약을 만들 시스템 아톰넷을 개발했다. 아톰 넷은 기본적으로 그동안 미해결 질병에 대한 테이터와 각종 화학반응 등 수백만 가지 사례를 학습하고 새로 받아들이며 개선하는 인공지능인데, 의료연구 및 신약개발을 위해 새로운 화합물을 설계하고, 시뮬레이션하는 인공지능 시스템이다. 암, 다발성 경화증, 에볼라 바이러스 등 심각한 질병과 관련된 과학적 원리를 밝혀내고, 이런 질병의 효과를 보이는 신약을 테스트하여 어떻게 작용하는지 확인할 수 있다.

아톰 넷을 통해 전 세계의 대학 연구실 및 제약회사에서 다양한 시뮬레이션을 실행할 수 있으며, 이론상 하루에 백만 회 이상의 연구 시뮬레이션을 실행할 수 있다. 이는 쥐나 침팬지 등의 동물을 이용한 실험을 하지 않아도 되며, 최종 단계에 사람을 대상으로 하는 임상시험만을 하면 된다는 장점이 있다. 그리고 사람이 실행하기에 불가능한 횟수의 연구를 단번에 진행할 수 있게 되어 새로운 발견을 끌어 낼 수 있다는 가능성 측면에서 혁신적이라고 할 수 있다. 아톰 넷은 매우 빠른 속도로 작업을 수행하여 하루 백만 개 이상의 화합물을 시뮬레이션하고, 속도만 빠른 것이 아니라 매우 높은 정확성이 장점으로, 천만 가지 화합물을 조합하고, 테스트할 수 있어 가능성 자체는 무한대라 보다도 무방하다.

인공지능(AI)을 활용한 신약개발 시스템 본격 활용 시 소규모 제약기업도 블록버스터 약물 개발 가능하다. 특히, 인공지능 시스템이 발달해 신약개발에 본격적으로 활용되면 미래에는 10명 이하의 소형 제약기업도 비용과 기간을 대폭 줄여 블록버스터 약물 개발이 가능해 질 것이다. 예전에는 수조 원씩 들여서 5천~1만 개 후보물질 중에 찾는데 수년이 걸렸다면 AI를 활용하면 기간이 대폭 줄어드는 것은 물론, 비용도 크게 줄어든다. 실제로 글로벌제약사들은 인공지능 플랫폼을 활용해 신약개발에 적극적으로 나서고 있다. 임상 효율성을 높여 성공률을 제고할 수 있다는 것이 이유다. 현재 신약개발에 인공지능을 활용한 글로벌 제약사인 ▶얀센(BenevolentAI, 임상단계 후보물질에 대한 평가 및 난치성 질환 타깃 신약개발) ▶화이자(IBM Watson, 면역항암제 등 신약개발) ▶산텐(twoXAR DUMA, 녹내장 신약개발) ▶테바(IBM Watson, 호흡기 및 중추 신경제 질환 분석, 만성질환 약물 복용 후 분석 등) ▶머크(Atomwise사 AtomNet, 신약후보물질 탐색) 등이 있다.

국내에서도 인공지능 신약개발 벤처기업이 등장하는 등 인공지능의 활용으로 신약개발의 전기가 마련될 것이다. 국내 제약업계가 신약탐색 분야에서 인적, 시간적, 재정적 장벽을 짧은 시간에 극복할 수 있는 기회로 활용하기 위해 국내 제약사들이 공용으로 인공지능을 사용할 수 있는 인프라가 필요하다.

06. CMC와 글로벌 의약품 개발

　CMC는 의약품 개발과정에서 원료의약품(Drug substance 또는 Active Pharmaceutical Ingredient, API)과 완제의약품(Drug Product)의 생산부분을 다룬다. Chemistry, Manufacturing, Control의 약자로 원료와 완제의약품을 만드는 Process Development (공정개발)과 Quality Control(품질관리)이 핵심 비즈니스이다. 임상용 샘플과 Commercial용 의약품을 제조 생산하는 것을 책임지고 있다. CMC에서 다루는 주요 내용은 API 구조규명, 합성방법, 분석방법, 안정성시험, 공장생산절차, CMC 안전정보 등으로 이에 관련한 연구개발 자료를 종합한 Document를 CMC Package라고 한다. Drug discovery에서 발견된 약효물질의 임상시험용 샘플을 만드는 것부터 인허가 받은 의약품이 의사와 환자에게 전달되기까지 믿고 복용할 수 있는 의약품을 누군가가 책임지고 만들어 주어야 하는데, 이들이 바로 CMC 전문가들이다.

　치열한 경쟁에서 선두주자가 되기 위해 신약개발사들은 짧은 시간 내에 인허가를 받고 곧바로 판매하려는 전략적인 개발계획을 시도하고 있다. 이 과정에서 신약개발 커뮤니티로부터 지대한 관심을 받고 있는 것이 임상개발 분야인데 그 이유는 임상시험 비용이 많이 들어가고, 임상결과가 그 개발 프로그램의 성패를 좌우하기 때문이다.

　신약개발 역사가 짧은 국내 신약개발사들은 US와 EU 인허가에 필요한 CMC 파트를 해외 CMO들에게 위탁하여 준비하는 것이 근래 추세이다. 국내에는 CMC 파트를 맡아 cGMP화 된 공장에서 글로벌 임상약(미국과 유럽 인허가 임상약)이나 선진국에 판매할 Commercial 의약품을 생산할 수 있는 곳이 극히 적기 때문이다.

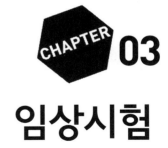

CHAPTER 03

임상시험

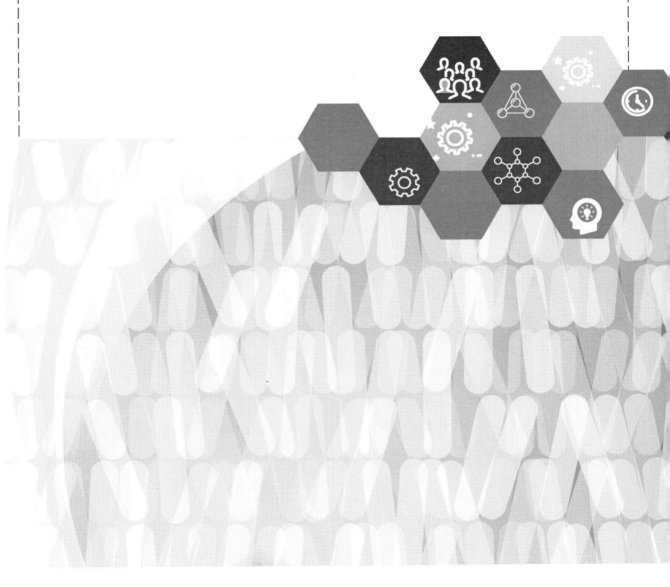

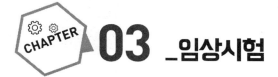

03 _임상시험

01. 임상시험

1) 임상시험이란

임상시험(Clinical Trial/Study)은 임상시험에 사용되는 의약품의 안전성과 유효성을 증명할 목적으로, 해당 약물의 약동[1], 약력[2], 약리[3], 임상적 효과를 확인하고 이상 반응을 조사하기 위하여 사람을 대상으로 실시하는 시험 또는 연구를 말한다. 이와는 달리 실험은 주로 세포나 동물을 대상으로 인위적 조작을 가하여 변화를 일으키고 관찰하는 것을 말하며, 따라서 일반적으로는 동물실험에서 약물의 효과와 안전성을 입증한 뒤에 사람을 대상으로 임상시험을 진행하게 된다. 임상시험을 거쳐 그 안전성, 효능 등이 검정된 임상시험용 의약품은 이어 식약처의 제조승인을 받아 신약이 된다.

신약의 개발에 핵심적인 역할을 하는 임상시험은 흔히 4개의 상으로 단계가 구분된다.

2) 임상시험의 의의

임상시험이란 신약이 사용되기 전 그 약의 효과와 안전성을 증명하는 과정을 말한다. 좀 더 엄밀하게 말하면 임상시험이란 의약품을 개발, 시판하기에 앞서 그 물질의 안전성과 치료 효용성을 증명할 목적으로 해당 약물의 체내 분포, 대사 및 배설, 약리효과와 임상적 효과를 확인하고 부작용 등을 알아보기 위해 사람을 대상으로 실시하는 시험 또는

---

1) 생체 내에서 약품의 흡수, 분포, 비축, 대사, 배설의 과정
2) 약품의 생화학적 및 생리학적 효과와 작용기전
3) 생체에 들어간 약품이 일으키는 생리적인 변화

연구를 말한다.

신약 허가를 받기 위한 임상시험은, 임상시험을 시작하기 전 단계부터 허가기관(한국은 식품의약품안전처)에 임상시험 승인신청을 하도록 되어 있으며 엄격한 과학적 윤리 규정에 따라 실시한다.

임상시험은 통상 수년 동안 진행되는데, 암과 같은 난치병 환자의 경우 임상시험 과정을 거쳐 약물이 시판될 때까지 기다릴 시간이 없을 수 있다. 이때, 더 이상의 치료 방법이 없는 환자가 임상시험에 참여한다면 새로운 치료를 빠르게 접할 수 있고, 새로운 삶의 가능성을 기대해 볼 수 있다. 또한 임상시험의 효과와 안전성을 확인하기 위해 임상시험 전 과정에 걸쳐 보다 엄격한 관찰과 검사가 수반된다. 현재 우리나라에서 실시되고 있는 임상시험들은 그에 따르는 위험요소는 최소한으로 하고 잠재적인 이익을 위한 가치가 있음을 확인하기 위해 반드시 임상시험심사위원회(IRB, Institutional Review Board)의 승인을 받아야 한다. 이를 통해 임상시험에서 피험자는 권리와 안전을 보호받을 수 있다. 따라서 임상시험은 더 이상 비윤리적이고 위험한 것이 아니라 과학발전을 통한 신약개발에 있어 필수불가결한 것이라 할 수 있다. 나와 내 가족, 더 나아가 인류를 위한 공헌특정 질환이나 병을 앓고 있는 환자들은 가장 최신의 의약품을 제공받고 전문 의료인부터 집중적인 치료를 받고자 임상시험에 참여하기도 하지만, 자신과 같은 질환으로 고통받고 있는 환자들과 그러한 가능성에 놓인 내 가족, 더 나아가 모든 인류가 자신과 같은 고통을 받지 않기를 진심으로 바라는 마음으로 임상시험에 참여한다. 이런 마음으로 임상시험에 참여하는 대상자들은 미래 환자들의 건강과 행복을 위해 오늘의 자신을 헌신한 아름답고 훌륭한 사람들이다.

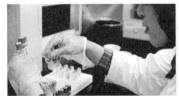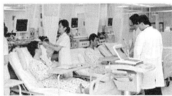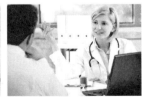

그림 3-1. 임상시험

02. 임상시험 단계

1) 전임상 시험(Pre-Clinical)

새로 개발한 신약후보물질을 사람에게 사용하기 전에 동물에게 사용하여 부작용이나 독성, 효과 등을 알아보는 시험이다. 약물이 체내에 어떻게 흡수되어 분포되고 배설되는 가를 연구하는 체내동태연구와 약효약리연구가 수행된다. 그 후 동물실험을 통해 시험약 이 지니는 부작용 및 독성을 검색하는 안전성 평가가 실시된다. 전임상시험은 크게 독성 과 약리작용에 관한자료로 대별된다. 독성에 관한 자료로는 **01** 단회투여독성시험자료, **02** 반복투여독성시험자료, **03** 유전독성시험자료, **04** 생식발생독성시험자료, **05** 발암 성시험자료, **06** 기타독성시험자료 등이 요구된다. 약리작용에 관한 자료로는 **01** 효력시 험자료, **02** 일반약리시험자료 또는 안전성약리시험자료, **03** 흡수, 분포, 대사 및 배설시 험자료, **04** 약물상호작용에 관한 자료 등이 있다.

2) 임상1상 시험(Clinical Test - Phase I)

안전성을 집중 검사한다. 건강한 사람 20~100명을 대상으로 약물을 안전하게 투여할 수 있는 용량과 인체 내 약물 흡수 정도 등을 평가한다. 앞서 수행된 전임상 단계에서 독성 시험 등 전임상 시험 결과가 유효한 경우, 시험약을 최초로 사람에 적용하는 단계이 다. 건강한 지원자 또는 약물군에 따른 적응환자를 대상으로 부작용 및 약물의 체내 동태 등 안전성 확인에 중점을 두고 실시한다.

3) 임상2상 시험(Clinical Test - Phase II)

적응증의 탐색과 최적용량 결정한다. 100~500명의 소규모 환자들을 대상으로 약물의 약효와 부작용을 평가하고, 유효성을 검증한다. 단기투약에 따른 흔한 부작용, 약물동태 및 예상 적응증에 대한 효능 효과에 대한 탐색을 위해 실시하는 것으로 대상질환 환자 중 조건에 부합되는 환자를 대상으로 한다. 임상3상 시험에 돌입하기 위한 최적용법 용량 을 결정하는 단계이다.

임상2상 시험은 다시 전기 제2상 임상시험(임상2a)과 후기 제2상 임상시험(임상2b)으로 나눈다. 임상2a에서는 사용할 의약품의 용량을 단계적으로 높여주며 적정용량을 테스트하여 시험대상인 약이 효과가 있는지 여부를 결정하는 과정이다. 임상2b에서는 2a의 결과에 따라 설계된 용량을 갖고 다시 환자에 투여, 어느 정도의 용량이 가장 효과가 있을지 적정 투여용량의 범위를 정하게 된다.

4) 임상3상 시험(Clinical Test - Phase III)

다수의 환자를 대상으로 한 약물의 유용성 확인한다. 신약의 유효성이 어느 정도 확립된 후에 대규모(100~500명) 환자들을 대상으로 장기 투여시의 안정성 등을 검토하고 확고한 증거를 수집하기 위해 실시한다. 신약의 유효성이 어느 정도까지 확립된 후에 행해지며 시판허가를 얻기 위한 마지막 단계의 임상시험으로서 비교대조군과 시험처치군을 동시에 설정하여 효능, 효과, 용법, 용량, 사용상의 주의사항 등을 결정한다. 3상이 성공적으로 끝나면 판매가 가능하다.

표 3-1. 임상시험의 종류 및 형태

종류(단계)	임상시험의 목적	피험자 수	비용 ($ 1,000)	기간
임상약리 시험(1상)	•내약성평가(safety) •약동학과 약력학 정의/서술 •약물대사와 상호작용 조사 •치료효과 추정	20-100	200-400	6개월
치료적 탐색 임상시험 (2상)	•목표적응증에 대한 탐구 •후속시험을 위한 용량추정 •치료확증시험을 위한 시험설계, 평가항목, 평가방법에 대한 근거 제공	100-500	500-5000+	9개월-3년
치료적 확증 임상시험 (3상)	•유효성 입증/확증(efficacy) •안전성 자료 확립 •임상적용을 위한 이익과 위험의 상대평가 근거 제공 •용량과 반응에 대한 관계 확립	500-1000	2000-10,000+	2-5+ years
치료적 사용 임상시험 (4상, PMS)	•일반 또는 특정 대상군/환경에서 이익과 위험에 대한 이해 •흔하지 않은 이상반응 확인 •추천되는 용량을 확인	10,000+	10,000+	2-4+ years

5) 임상4상 시험(Clinical Test-Phase IV)

시판 후 안전성·유효성 검사이다. 검사신약이 시판 사용된 후 장기간의 효능과 안전성에 관한 사항을 평가하기 위한 시험으로, 시판 전 제한적인 임상시험에서 파악할 수 없었던 부작용이나 예상하지 못하였던 새로운 적응증을 발견하기 위한 약물역학적인 연구가 실시되는데 이것을 시판 후 조사(Post Marketing Surveillance)라 한다.

6) 임상시험허가신청(IND : Investigational New Drug Application)

전임상 시험을 통해 후보물질의 안전성(독성)과 유효성이 검증되면 사람을 대상으로 하는 연구를 수행하기 위해 식약청에 임상시험허가신청을 한다. 우리나라에서는 2002년 12월에 3년간의 준비기간을 거쳐 IND가 처음 시행되었으며 이를 '임상시험계획승인제도'로 명명하고 있다. 이 제도는 IND과 신약허가신청(NDA)을 구분하지 않고 품목 허가 범주에서 임상시험을 관리함으로서 미국, EU 등과의 통상마찰이 발생하고 혁신적인 신약 도입이 지연되었던 문제를 막기 위해 시행되었다. 이를 시행한 구체적인 목적은 다음과 같다. 첫째 의약품 임상시험 진입을 용이하게 함으로서 신약개발기반을 구축하기 위함이고, 둘째 다국가 공동임상시험을 적극 유치하여 국내 임상시험 수준을 향상시키고 해외의 신약 개발기술을 습득하기 위함이며, 셋째 우리나라 의약품임상시험 및 신약허가제도를 국제적 기준과 조화시키고 다국적 제약기업의 투자를 활성화하여 세계적인 수준의 제약 산업을 육성하기 위함이다. 현재 우리나라는 KFDA에서의 IND와 IRB에서의 시험기관 허가승인을 동시에 하고 있다.

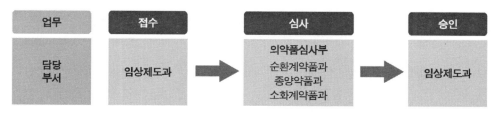

그림 3-2. 의약품 임상시험계획 심사 업무 흐름도

7) 신약허가신청(NDA : New Drug Application)

신약허가신청은 사람을 대상으로 임상시험이 성공적으로 마치게 되면 시험결과를 식약청에 제출하여 신약으로 시판허가를 신청하게 된다. NDA는 의약품등의 안전성, 유효성 심사에 관한 규정으로, 적응증에 대한 임상적 유의성을 평가한 임상시험성적 관련 자료를 제출한다. 여기에는 국내, 해외의 PK, PD, 용량반응(Dose Response), Safety, Efficacy 정보가 포함된다.

8) 임상시험의 다양성

임상시험에서 다양성은 매우 중요하다. 다양한 인종, 민족, 연령, 성별, 성적 취향을 가진 사람들이 참여하는 것이 중요하다. 일부 약물은 사람들에게 다르게 영향을 미친다. 예를 들어, 어떤 혈압 약은 다른 인종보다 아프리카계 미국인들에게는 효과가 덜하다. 다양한 참여자들이 포함되면 연구를 발전시키고 다양한 인구들에게 불균형적으로 영향을 주는 질병을 이길 수 있는 더 나은 방법을 찾는 데 도움이 된다. 그러나 실제 임상시험은 지역적, 인종적, 민족적, 성별, 나이별로 다양한 참여자들의 대표성이 부족하다.

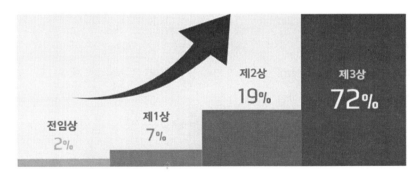

참고 : Nature Reviews Drug Discovery 9, 203-214(March 2010)

전임상 ≫ 최종 상용화까지 **평균 성공률 9.6%**

자료 : 미국바이오협회

그림 3-3. 임상시험 단계별 비용(%)

아프리카계 미국인들은 미국 인구의 12%를 구성하고 있는데도 불구하고 임상시험 참여자의 5%를 차지할 뿐이다. 히스패닉은 미국 인구의 16 퍼센트를 구성하지만 임상시험 참여자로는 불과 1%뿐이다. 인종별 지역별 성별 그리고 나이별로 약물의 효과가 다르게 나타날 수 있기 때문에 임상시험도 다양한 지역, 인종, 성별, 나이별로 다양하게 참여해야 한다. 최근에는 지역별로 허가기준이 다르기 때문에 신속한 허가를 위하여 Multinational, Multicenter로 진행하기도 한다.

03. 임상시험의 종류

1) 연구설계에 따른 종류

(1) 관찰적 연구

● **환자사례보고(Case report)** : 특정한 약물을 복용한 후에 특이한 유해사례를 나타낸 1명의 환자에 대한 경과를 기술하여 보고한다.

● **환자군 연구(Case series study)** : 신약 시판 후, 복용하기 시작한 환자들의 명단을 확보하여 일정한 기간 동안 특정 유해반응의 발생 양상과 빈도를 파악한다.

● **환자-대조군연구(Case-control study)** : 특정질병을 가진 사람(환자)과 그 질병이 없는 사람을 선정하여 질병발생과 관련이 있다고 생각되는 어떤 배경인자나 위험요인에 대해 노출된 정도를 상호 비교하는 연구로 subjects를 질병유무에 따라 분류한다.

01 특정 질병을 가진 환자군 vs. 대조군 선정

02 두 집단에 속한 사람들의 과거 노출경험 비교

03 질병발생에 유의하게 관련되는 위험요인 파악

● **코호트연구(Cohort study)** : 모집단에서 어떤 질병의 원인으로 의심되는 위험요인에 노출된 집단(노출 코호트)과 노출되지 않은 집단(비노출 코호트)을 대상으로 일정 기간 두집단의 질병발생 빈도를 추적 조사하여 위험요인에 대한 노출과 특정 질병발생의 연관성을 규명하는 연구로 subjects를 노출여부에 따라 분류한다.

01 약물에 의한 이상반응을 경험하지 않은 사람 선정

02 약물 복용군과 약물 비복용군 추적관찰

03 연구대상 이상반응 발생률 비교

04 특정 약물과 이상반응간의 관련성 판정

(2) 실험적 연구

○ 무작위배정 임상시험 (Randomized Clinical Trial) : 임상시험 과정에서 발생할 수 있는 치우침을 줄이기 위해 확률의 원리에 따라 피험자를 할당될 그룹에 무작위로 배정하는 기법으로 공정하고 중립적이며 타당한 연구를 지향한다.

01 모든 피험자들이 시험군에 배정될 확률과 대조군에 배정될 확률이 같도록 보장

02 처치 군간 비교가능성(Comparability) 보장

03 눈가림을 유지 보장

04 시험자의 임의 배정으로 발생될 수 있는 bias를 제거함

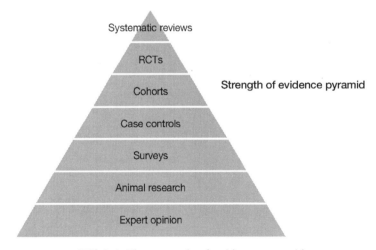

그림 3-4. The strength of evidence pyramid

2) 연구시점에 따른 종류

○ 전향적 연구 (Prospective study) : 연구시작 시점에서 앞으로 발생하는 자료를 이용한다.

01 예상된 원인을 조사하는 것으로 시작하여 예상된 결과가 나타날 때가지 측정하는 연구

02 코호트 연구 (Cohort study)로 불리기도 함

03 장기간 자료수집으로 탈락자 발생, 제3변수 발생, 시험효과 등 타당도 위협

○ **후향적 연구 (Retrospective study)** : 이미 있는 과거자료를 이용한다.

01 현존하는 어떤 현상이 과거에 일어난 다른 현상과 연계될 수 있는가에 대한 사후조사연구

02 원인적 요인을 규명하려는 과거지향적 연구로 실험연구와 반대

03 인과관계 설명 불충분(독립변수 조작하지 않음, 대상자 무작위 선정하지 않음.)

3) 연구 주도자에 따른 종류

(1) 연구자 주도 임상시험(IIT : Investigator Initiated Trial)

연구자주도 임상은 말 그대로 연구자가 주도하는 임상이다. 연구자가 임상시험의 기획, 프로토콜 개발. 임상시험 수행, 결과보고 등, 임상시험의 모든 과정을 주도하고 책임지는 임상시험이다. 연구자가 임상 상황에서 발견한 medical unmet need에 주목하여 특정 의약품의 알려지지 않은 효능 또는 안전성 등을 확인하거나, 새로운 치료전략의 유효성을 검증하고자 할 때 수행한다.

의뢰자 주도 임상시험과 달리 학술적 성격의 연구 진행이 가능하고, 희귀암등 치료약물이 없는 치료법 개발이 가능하며, 기존에 개발된 약의 새로운 적응증을 찾아낼 수 있다. 최근에는 연구자주도 임상시험이 더욱 활발해져 미국에서 진행되는 임상시험의 50% 이상을 차지하고 있으며, 대규모, 다국가 임상시험도 연구자 주도로 진행되는 경우가 많다. 연구자 주도 임상시험은 새로운 적응증 개발은 물론 국내 제약산업의 발전과 국내 연구자들의 국제 경쟁력을 올릴 수 있는 기회이다.

(2) 의뢰자 주도 임상시험(SIT : Sponsor Initiated Trial)

의뢰자는 주로 제약사이며 의뢰자 임상시험은 흔히 제약사가 신약개발을 위하여 혹은 추가적으로 약의 효용성과 안정성을 증명하기 위하여 제약사가 연구비를 지원하여 이루어지는 임상시험을 말한다.

04. 한국임상연구센터

한국 임상시험센터는 새로운 의약품, 의료기기 및 의료기술 등의 개발을 위해 국제 임상시험 관리기준(International Conference on Harmonization-Good Clinical Practice : KGCP)에 의거, 과학적이고 체계적으로 임상 시험이 이뤄질 수 있도록 최적의 연구 환경을 제공함으로써 국내 임상연구의 선진화를 꾀하고 그 효율성을 도모하고자 운영하고 있다.

1) 비임상시험(Non Clinical Trials)

비임상시험이란 사람의 건강에 영향을 미치는 시험물질의 성질이나 안전성에 관한 자료를 얻기 위하여 동물 등을 사용하여 실시하는 시험으로, 식약처로부터 지정받은 비임상시험 실시기관(22개, '17.3월 현재)에서 비임상시험을 할 수 있다. 지정기준 및 그밖에 비임상시험 세부준수 사항은 비임상시험관리기준(GLP, 식약처 고시)에 따라 운영되고 있다.

2) 임상시험(Clinical Trials)

(1) 정의

임상시험이란 의약품의 안전성·유효성을 증명하기 위하여 사람을 대상으로 임상적 효과 등을 확인하고 이상반응을 조사하는 시험이다.

(2) 관리체계

식약처로부터 지정받은 임상시험실시기관(183개, '17.3월 현재)에서 임상시험을 실시할 수 있다. 임상시험을 실시하고자 하는 자는 임상시험 실시하기 전에 식약처장의 임상시험계획 승인을 받아야 한다.

- **시험계획 승인 현황** : (2013년 607건) → (2014년 653건) → (2015년 674건)→
  → (2016년 628건)

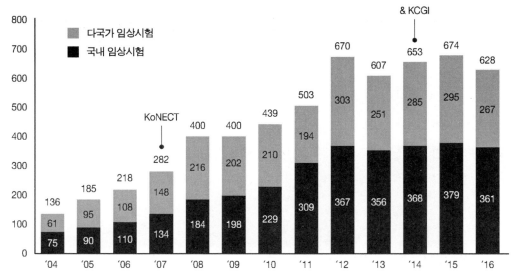

* 국내 임상시험 : 제약사 등이 의약품을 개발하여 국내에서 실시하는 임상시험
* 다국가 임상시험 : 제약사 등이 의약품을 개발하여 한국을 포함하여 2개국 이상에서 실시하는 임상시험

자료 : 식약처, 임상시험계획승인현황, KoNECT 재가공

그림 3-5. 연도별 임상시험 승인 현황

(3) 관리기준 : 임상시험 실시에 필요한 사항은 임상시험 관리기준

임상시험과 관련된 개인, 기관의 역할과 책무를 법적으로 규제하는 기준으로서 시험대상자 보호, 임상시험심사위원회의 역할과 책임, 의뢰자의 임무 등 규정되어 있다. 관리기준(GCP, 총리령 별표를)을 운영되고 있다.

05. 국내임상시험 현황

1) 제약사 임상시험감소, 연구자 임상시험증가

제약사임상시험은 2015년 540건에서 2016년 457건으로 작년대비 15.4% 감소했다. 세부적으로는 국내임상시험이 2015년 245건에서 2016년 190건으로 작년대비 22.4% 감소했고, 다국가임상시험이 2015년 295건에서 2016년 267건으로 작년대비 9.5% 감소했다. 전체 임상시험에서 제약사 임상시험이 차지하는 비율도 2015년 80.1%에서 2016년 72.8%로 감소했으며, 각각 국내임상시험이 190건(30.3%), 다국가임상시험이 267건(42.5%)을 차지했다. 반면 연구자임상시험은 2015년 134건에서 2016년 171건으로 작년대비 27.6%의 증가를 보였고, 전체 임상시험에서 차지하는 비율 역시 2015년 19.9%에서 2016년 27.2%로 전년대비 크게 증가했다. 식약처는 새로운 제품 개발과 허가를 주요 목적으로 하는 임상시험에서 국내의료상황 및 환자특성에 맞는 용법·용량탐색, 의약품 간 상호작용 연구 등 국민보건에 도움이 되는 다양한 임상연구가 활성화되고 있는 것으로 풀이되며, 향후 신약개발역량을 높이는 데도 도움을 줄 수 있을 것으로 분석했다.

2) 다국가 초기 임상시험의 증가

국내임상시험은 작년대비 22.4% 감소한 190건으로, 모든 단계에서 감소했다. 1상은 2015년 148건에서 2016년 123건으로 16.9%, 3상은 2015년 53건에서 2016년 39건으로 26.4% 감소했다. 특히2상은 2015년 42건에서 2016년 25건으로 큰 폭(40.5%)으로 감소했다.

다국가 임상시험은 작년대비 9.5% 감소한 267건으로, 2상은 2015년 73건에서 2016년 71건으로 2.7%, 3상은 2015년 170건에서 2016년 136건으로 20.0% 감소했다. 하지만 1상은 2015년 50건에서 2016년 57건으로 14.0% 증가했다. 이러한 현상에 대해 식약처는 초기단계 다국가 임상시험이 국내에서 지속적으로 증가하는 것은 높은 규제수준과 잘 갖추어진 임상시험기관의인력·시설 등을 국제적으로도 인정받았기 때문으로 해석했다.

3) 글로벌임상시험 전략변화와 한국의 선전

식약처의 발표에 따르면, 전체제약사임상시험은 전년대비 15.4% 감소하였고, 글로벌임상시험도 전년대비 9.5% 감소하였다. 이러한 감소에도 불구하고, 글로벌 제약사 등의 의뢰자가 임상시험수탁기관(CRO)에 위탁한 임상시험승인건수는 지속적으로 증가하고 있으며, 위탁임상시험원개발사수가 2015년 61개회사에서 2016년 77개회사로 전년대비 26.2% 증가하였고, 회사 또한 다양화되고 있다. 임상시험 효율성감소, 원개발사의 다양화로 인한 CRO로의 위탁은 앞으로 더욱 증가할 것으로 예측된다.

4) 항암제 강세

효능군에 따른 전체 임상시험의 분포는 항암제(202건), 항생제(55건), 중추신경계(51건), 심혈관계(50건)등의 순으로 많았다. 특히 항암제는 2015년 254건에서 2016년 202건으로 전년대비 20.5% 감소했지만, 여전히 전체 임상시험 중 32.2%로 가장 많은 부분을 차지했다. 또한 항암제 중 표적항암제와 인체면역기전활성화를 통해 암세포를 죽이는 면역항암제는 2015년 191건에서 2016년 154건으로 전년대비19.4% 감소했다. 하지만 전체 항암제 임상시험 중 76.2%를 차지하며 항암제의 부작용을 줄이기 위한 지속적인 연구가 진행되고 있음을 보였다.

5) 바이오의약품 임상시험 증가세 유지

합성의약품은 2015년 451건에서 2016년 387건으로 전년대비 14.2% 감소했지만, 바이오의약품은 2015년 202건에서 2016년 226건으로 전년대비 11.9% 증가했다. 전체임상시험에서 세포치료제, 바이오시밀러 등 바이오의약품이 차지하는 비율도 2014년 26.0%에서 2015년 30.0%, 2016년 36.0%로 증가세를 유지했다. 각각의 바이오의약품 승인건수는 유전자재조합(151건), 백신 등 생물학적제제(33건), 세포치료제(33건), 유전자치료제(9건)의순이었다.

식약처는 유전자재조합 의약품은 전체임상시험이 전년대비 4.4% 감소했지만 1상 임상시험은 전년대비 25.0% 증가해 제품화를 위한 개발초기단계 품목이 많았으며, 세포치료제는 전년대비 32.0% 증가해 자가 유래세포치료제에 비해 대량생산을 통한 상업성이 높은 동종 유래세포 치료제에 대한관심이 높은 결과라고 밝혔다.

CHAPTER 04

의약품 인·허가

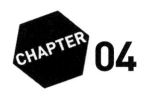
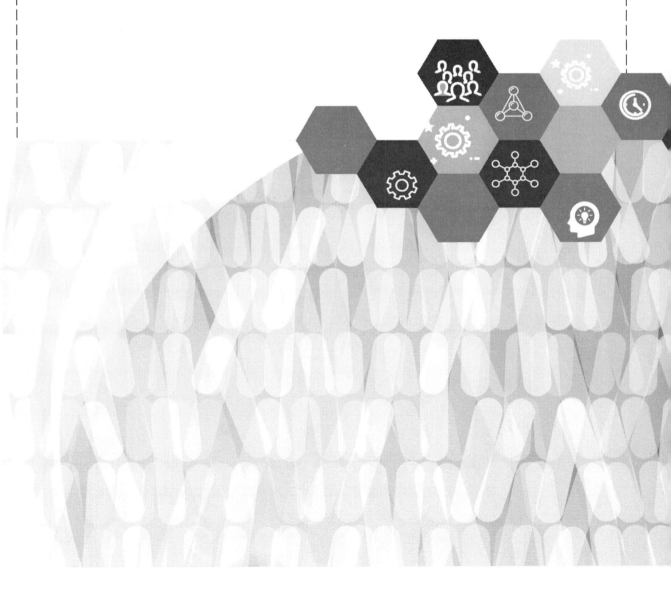

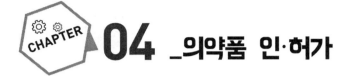

04 _의약품 인·허가

01. 인허가와 관련된 법률적인 용어

1) 허가

법령에 의하여 일반적으로 금지되고 있는 행위에 대하여 특정한 경우 상대방에게 그 금지를 해제하여 적법하게 일정한 행위를 할 수 있도록 해주는 행정기관의 처분이다. 허가는 일반적으로 기속행위로 보며 따라서 허가 신청이 허가의 기준에 맞는 경우에는 원칙적으로 허가를 해야 한다. 그러나 그 허가 기준에 맞는지 여부의 판단은 어느 정도 담당 공무원에게 재량이 주어지기도 한다.

2) 인가

인가는 민원인의 법적행위를 보충하여 그 법률상의 효력을 완성해주는 행정행위이다. 예를 들어 사단법인의 설립 시 임의단체로 이미 존재하는 상태에서 행정기관의 인가를 받으면 그 법인격으로써의 법적 권리의무의 주체가 될 수 있는 법적효력을 얻게 되는 것이다.

3) 인허가

인가와 허가를 아우르는 말로 '허가'와 '인가'는 둘 다 법정행위를 말하는 점에서 공통점이 있다. 즉, '허가'는 관청에 의해 승인을 할 수도 안 해줄 수도 있는 경우에 승인을 한 경우 '허가한다.'이며, '인가'는 '허가'와는 다르게 관청의 개입과는 상관없이 조건과 절차만 갖추면 승인하는 경우를 '인가' 또한, 이때의 '인가'의 위는 반드시 법률행위여야 한다.

4) 승인

일정한 사실을 행정기관이 인정하는 형태이다. 인가와는 달리 법적 효력을 부여하지 않으나 행정기관의 장이 그 사실을 인정한다는 것이므로 그 자체로써 의미가 있다.

5) 등록

학문상의 등록은 일정한 사실이나 법률관계를 행정기관에 갖추어 둔 장부에 올리고, 이에 따라 일정한 사실이나 법률관계의 존부를 공식적으로 증명하는 것이다. 등록은 사실이나 법률관계의 존부를 형식적으로 증명하는데 그치는 것이므로 등록의 수리여부에 대하여 원칙적으로 행정기관의 재량의 여지가 없다.

6) 신고

학문상의 신고는 특정의 사실이나 법률관계의 존부를 민원인이 행정청에 알리는 행위로서 그 법적성격은 준법률행위인 통지에 해당한다. 즉, 신고는 법령의 규정에 따라 행정기관 등에 일정한 사항을 밝힌다는 의미이다. 신고는 행정기관에 대하여 일정한 사항을 통지함으로써 최종적인 법률효과를 발생시키며, 따라서 행정기관은 받은 신고가 법령에서 규정하고 있는 형식적 요건을 갖추게 되면 수동적으로 접수해야 하며, 신고의 수리를 거부할 수 없다.

※ 법적 효력 : 허가 〉 인가 〉 승인 〉 등록 〉 신고
※ 정부의 인 · 허가 규제의 이유는 다음과 같다.
첫째, 업자 간의 경쟁이 과도하여 불법적으로 흐르는 것을 방지한다.
둘째, 공익의 목적으로 이러한 규제를 할 수도 있다.
셋째, 자원을 효율적으로 관리하기 위해서 인 · 허가의 규제를 가하기도 한다.
넷째, 개발도상국에서는 흔히 특정한 전략산업을 육성할 목적으로 독과점기업이 될 수
　　　있는 인 · 허가를 해주는 경우가 있다.

02. 의약품의 분류

의약품이란 **01** 대한민국약전에 실린 물품 중 의약외품이 아닌 것 또는 **02** 사람이나 동물의 질병을 진단·치료·경감·처치 또는 예방을 목적으로 사용하는 물품 중 기구·기계 또는 장치가 아닌 것 또는 **03** 사람이나 동물의 구조와 기능에 약리학적 영향을 줄 목적으로 사용하는 물품 중 기구·기계 또는 장치가 아닌 것을 말한다.

* 근거법령 : 「약사법」 제2조제4호

의약품은 관점에 따라 다음과 같이 분류되고 있다.

1) 소비자 접근성에 따른 의약품 분류

- **전문의약품** : 의사의 전문적인 진단을 받은 뒤에 의사의 소견이 적용된 처방전이 있어야지만 구입이 가능한 의약품이다. 보통 전문의약품에는 부작용이 심하거나 내성이 잘 생기고, 습관성이나 의존성이 있는 약으로 약물 상호약용으로 약효가 급상승하거나 급감할 수 있는 의약품.

- **일반의약품** : 오용, 남용될 우려가 적고 의사나 치과의사의 처방 없이 사용하더라도 안전성 및 유효성을 기대할 수 있는 의약품, 의사의 전문지식 없이 사용 가능한 의약품, 형과 약리작용상 인체에 미치는 부작용이 비교적 적은 의약품.

일반의약품 중 보건복지부가 가정상비약으로 허용한 4종(소화제, 감기약, 해열진통제, 파스) 13개 품목은 편의점에서도 구입이 가능하다.

- 해열 진통제 : 타이레놀정 160mg/500mg, 어린이용타이레놀정 80mg, 어린이용타이레놀현탁액, 어린이부루펜시럽
- 감기약 : 판콜에이내복액, 판피린티정
- 소화제 : 베아제정, 닥터베아제정, 훼스탈골드정, 훼스탈플러스정
- 파스 : 제일쿨파스, 신신파스아렉스

2) 구성물질에 따른 의약품 분류

◎ **화학합성 의약품** : 화학합성에 제조한 의약품.

◎ **생물의약품** : 사람이나 다른 생물체에서 유래된 것을 원료 또는 재료로 하여 제조한 것으로 보건위생상 특별한 주의가 필요한 의약품을 말한다. 생물학적제제, 유전자재조합의약품, 세포배양의약품, 세포치료제, 유전자치료제, 기타 식약처장이 인정하는 제제를 포함한다.

◎ **생약제제** : 천연물의 과학적 효능을 근거로 처방된 생약제제 의약품 말한다.

◎ **한약제제** : 한약을 한방원리에 따라 배합하여 제조한 의약품을 말한다.

3) 허가심사에 따른 의약품 분류

◎ **신약** : 화학구조나 본질 조성이 전혀 새로운 신물질의약품 또는 신물질을 유효성분으로 함유한 복합제제 의약품으로서 식품의약품안전처장이 지정하는 의약품을 말한다.

◎ **개량신약** : 개량신약 이란 신약은 아니지만 의약품으로 허가받기 위하여 안전성·유효성 심사를 수행하여야 하는 것 중에서 안전성, 유효성, 유용성(복약순응도·편리성 등)에 있어 이미 허가(신고)된 의약품에 비해 개량되었거나 의약기술에 있어 진보성이 있다고 식약처장이 인정한 의약품을 말한다.

• 이미 허가된 의약품과 유효성분의 종류 또는 배합비율이 다른 전문의약품

• 이미 허가된 의약품과 유효성분은 동일하나 투여경로가 다른 전문의약품

• 이미 허가된 의약품과 유효성분 및 투여경로는 동일하나 명백하게 다른 효능·효과를 추가한 전문의약품

• 이미 허가된 신약과 동일한 유효성분의 새로운 염 또는 이성체 의약품으로 국내에서 처음 허가된 전문의약품

• 유효성분 및 투여경로는 동일하나 제제개선을 통해 제형, 함량 또는 용법·용량이 다른 전문의약품

◎ **자료제출의약품** : 의약품의 품목허가심사를 할 때 제출하는 자료의 정도에 따라 구분한다. 신약은 아니나 안전성·유효성심사를 위하여 해당 자료를 제출하여야 하는 의약품을 말한다.

◎ **제네릭의약품** : 제네릭 의약품(generic medicine)은 오리지널(original) 화학 합성의약

품과 내용, 효능 등은 같지만 그것을 복제한 약품이다. 제네릭은 오리지널 약품의 특허가 만료됐거나 특허가 만료되기 전이라도 물질특허를 개량하거나 제형을 바꾸는 등 오리지널을 모방하여 만든 것이기 때문에 '복제약'이라고도 한다. 그 제네릭 중에서 가장 먼저 만들어진 제품은 '퍼스트제네릭'이라고 한다.

◉ **표준제조기준에 적합한 의약품** : 의약품등에 사용되는 성분의 종류, 규격, 함량 및 각 성분간의 처방을 표준화함으로써 의약품 등의 허가·신고관리의 효율성을 제고함을 목적으로 한다.

◉ **공정서 및 의약품집 범위 지정** : 식약처장이 인정하는 공정서 및 의약품집의 범위를 정함으로써 의약품등의 허가(신고) 관리 및 안전성·유효성 심사업무에 적정을 기함을 목적으로 한다.

표 4-1. 신약, 자료제출의약품, 제네릭의약품 허가신청자료

구성	주요 내용	허가 시 제출 자료
신약	화학구조나 본질 조성이 전혀 새로운 신물질의약품 또는 신물질을 유효성분으로 함유한 의약품으로서 식약처장이 지정하는 의약품	안전성·유효성 심사 자료, 기준 및 시험방법 심사 자료, GMP 실시상황 평가자료 등
자료제출 의약품	신약이 아닌 의약품으로 안전성·유효성 심사가 필요한 의약품	제품 특성에 맞게 안전성·유효성 자료, 기준 및 시험방법 심사 자료, GMP 실시상황 평가자료 등 * 예) 새로운 효능군, 투여경로, 용법·용량, 제형 의약품
제네릭 의약품	기존에 허가된 신약과 주성분·제형·함량이 동일한 의약품	생물학적 동등성시험 자료, 기준 및 시험방법 심사 자료, GMP 실시상황 평가자료 등 * 동일 유효성분을 함유한 동일 투여경로의 두 제제가 생체이용률에 있어 통계학적으로 동등함을 입증하기 위하여 실시하는 생체 내 시험

4) 투여경로에 따른 의약품의 분류

◉ **경구용의약품** : 입을 통하여 약물이 투여되도록 만든 의약품

- 정제, 캡슐제, 환제, 산제, 트로키제 등

◉ **주사용의약품** : 근육이나 혈관을 통하여 약물이 투여되도록 만든 의약품

- 주사제

◎ **외용의약품** : 피부에 도포, 분사하거나 부착 등을 통하여 약물이 인체에 투여되도록 만든 의약품.

  • 패치제 등

5) 보험등재 여부에 따른 의약품의 분류

◎ **급여의약품** : 국민건강보험법 제39조 제1항 제2호의 요양급여대상으로 결정 또는 조정되어 고시된 의약품을 말한다. 즉 '약제급여목록표 및 급여상한금액표'에 등재된 의약품을 말한다.

　급여의약품 중에는 환자가 전액 부담해야 하는 의약품도 있다.

◎ **비급여 의약품** : 국민건강보험법 제39조 제3항의 규정에 의하여 요양급여의 대상에서 제외되는 사항으로 환자 본인이 전액 부담하는 의약품.

03. 의약품 허가과정

1) 의약품 허가심사 제출자료

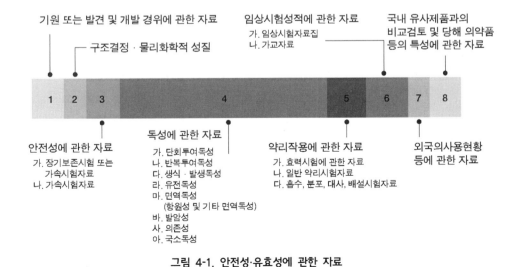

그림 4-1. 안전성·유효성에 관한 자료

　　의약품등의 제조판매·수입 품목허가 또는 품목변경허가를 받거나 제조판매·수입 품목신고 또는 품목변경신고를 하려는 자가 제출하여야 하는 안전성·유효성에 관한 자료는 다음 각 호의 자료(전자문서를 포함한다)로 한다. 이 경우 자료제출 대상 품목, 자료 작성요령, 각 자료의 요건 및 면제범위·심사기준 등에 관한 세부 규정과 독성 및 약리작용 등에 관한 자료의 작성을 위하여 실시하는 비임상시험의 관리에 필요한 사항은 식품의약품안전처장이 정하여 고시하는 바에 따른다.

　　01 기원 또는 발견 및 개발 경위에 관한 자료

　　02 구조결정, 물리화학적 성질에 관한 자료

　　03 안정성에 관한 자료

　　04 독성에 관한 자료

　　05 약리작용에 관한 자료

　　06 임상시험성적에 관한 자료

　　07 외국의 사용현황 등에 관한 자료

　　08 국내 유사제품과의 비교검토 및 해당 의약품등의 특성에 관한 자료

가. 원료의약품에 관한 자료	나. 완제의약품에 관한 자료
1) 구조결정에 관한 자료 2) 물리화학적 성질에 관한 자료 3) 제조방법에 관한 자료 4) 기준 및 시험방법이 기재된 자료 5) 기준 및 시험방법에 관한 근거자료 6) 시험성적에 관한 자료 7) 표준품 및 시약·시액에 관한 자료 8) 용기 및 포장에 관한 자료	1) 원료약품 및 그 분량에 관한 자료 2) 제조방법에 관한 자료 3) 기준 및 시험방법이 기재된 자료 4) 기준 및 시험방법에 관한 근거자료 5) 시험성적에 관한 자료 6) 표준품 및 시약·시액에 관한 자료 7) 용기 및 포장에 관한 자료

그림 4-2. 기준 및 시험방법 심사자료

(1) 신약

- 안전성, 유효성에 관한 자료 및 시험방법에 의한 자료, 원료의약품 등록에 관한 자료, 제조 판매 증명서
- 수입품목의 경우는 의약품 주성분을 제조하는 제조업자의 명칭 및 소재지 등에 관한

자료, 위해성관리계획에 관한 자료
- 의약품 제조 및 품질관리기준(GMP) 실시상황 평가 자료

(2) 자료제출의약품

신약의 제출자료 중 안전성, 유효성 심사에 필요한 자료를 선별적으로 제출해야 한다.

(3) 제네릭의약품

독성, 약리, 임상 등 안전성, 유효성관한 자료 대신 생물학적동등성 시험자료, 품질에 관한 자료 제출.

(4) 원료의약품

식약의 원료의약품 또는 식품의약품안전처장이 정하여 고시하는 원료의약품을 제조하고 판매하려고 하는 경우 별도로 필요한 자료를 제출하여 원료의약품 등록을 해야 한다.

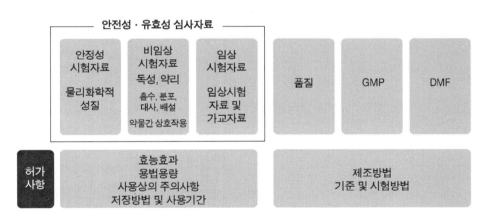

그림 4-3. 의약품 허가심사 - 제출자료

2) 의약품 허가과정

국내에서 의약품이 제조되거나 수입되어 판매되기 위해서는 식품의약품 안전처(이하 식약처)의 허가 및 사후 관리를 받게 되어 있다. 식약처는 식품 및 의약품을 안전하게 관리하여 국민들이 안전하고 건강한 삶을 영위할 수 있게 하고자 설립된 보건복지부 산하 행정기관이다. 식약처는 의약품 등의 제조, 수입, 품목허가, 품질관리, 사후관리 등 의약

품 제조와 유통과정에 포괄적으로 관여하며 규제한다. 의약품의 제조, 수입, 품목허가와 관련하여 식약처는 의약품이 기준규격을 설정하고 안전성 및 유효성 심사를 실시한다. 의약품 허가과정을 살펴보면 다음과 같다.

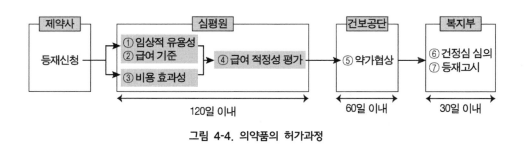

그림 4-4. 의약품의 허가과정

의약품 허가의 기본적인 처리과정을 살펴보면 신청서를 작성한 후 안전성, 유효성 심사/기준 및 시험방법 검토/품목별 사전 GMP 검토를 거치며, 이후 적합한 제품에 대해 허가가 이뤄진다. GMP란 품질이 보장된 우수한 의약품을 제조, 공급하기 위해 의약품 제조 및 품질관리 전반에 걸쳐 지켜야 할 사항을 규정한 기준을 말한다. 정부는 지난 2008년 1월부터 최소 30만 정 이상을 생산해야만 제품을 허가할 수 있도록 사전 GMP 제도를 도입했다.

2016년 허가·신고된 의약품이 2,845개 품목(한약재·수출용 품목 제외)으로 2015년 (3,014개 품목) 대비 5.6% 감소한 가운데 개량신약은 24개 품목으로 전년(18개 품목) 대비 25% 증가했다.

표 4-2. 연도별 의약품 허가 신고 현황(한약재 제외) (단위 : 품목 수)

구분	2011년	2012년	2013년	2014년	2015년	2016년
허가	853	831	1,423	1,811	2,110	2,030
(전년도 대비 증가폭 %)		−2.5%	71.2%	27.3%	16.6%	−3.7%
신고	753	687	787	1,118	904	815
(전년도 대비 증가폭 %)		−8.7%	14.6%	42.1%	−19.1%	−10.1%
총계	1,606	1,518	2,210	2,929	3,014	2,845
(전년도 대비 증가폭 %)		−5.4%	45.6%	32.5%	2.9%	−5.6%

2016년 허가된 신약은 25개 품목으로 국내개발 신약 2개 품목, 수입 신약 23개 품목이었으며, 종류별로는 화학의약품 21개, 생물의약품 4개 품목으로 분류됐다.

표 4-3. 연도별 신약허가 현황　　　　　　　　　　　　　　　　　　　　　　(단위 : 품목 수)

구분		2010년	2011년	2012년	2013년	2014년	2015년	2016년
허가 품목 수 (신약 성분 수)		49 (26)	31 (22)	17 (14)	23 (15)	49 (27)	34 (19)	25 (10)
국내개발신약		1	2	2	1	1	5	1
화학 의약품	제조	3	8	3	3	3	6	2
	수입	43	17	10	13	38	18	19
생물 의약품	제조	0	0	0	0	0	0	0
	수입	1	6	4	6	8	10	4
한약(생약) 제제	제조	0	0	0	0	0	0	0
	수입	2	0	0	1	0	0	0

(1) 신약 허가과정

품목 허가절차는 해당품목이 신약인지 제네릭 의약품인지 여부에 따라 달라진다.

먼저 신약허가 절차는 크게 → 신물질 탐색 및 전임상 → 임상(1~3단계) → 신약신청 → PMS(시판 후 조사, 임상 4단계) 순으로 진행된다.

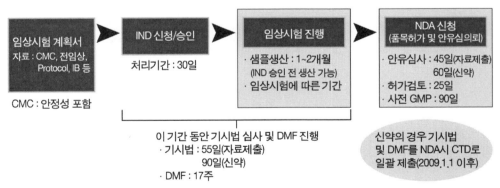

※ 상기 처리기간은 working day 기준임
　 DMF 신청은 신약(2002.7.1 이후 신청) 및 식약청장의 DMF 지정 고시된 품목에 한함

그림 4-5. 허가절차(신약 및 자료제출 의약품)

신물질 탐색 및 전임상은 신약 후보 물질들의 화학적 구조, 물리화학적 성질을 규명하고, 동물 실험을 통해 후보물질의 생체 내에서의 대사작용, 독성과 약리 연구를 하고, 특허를 출원하는 단계다. 평균 2~3년 정도의 기간이 소요되고, 이 단계에서 경구용, 주사용 등 제제화 연구를 병행한다.

임상 1단계에서는 소수의 건강한 사람을 대상으로 안정성, 약효 및 부작용을 시험하게 되며, 보통 1년 정도의 기간이 소요된다. 정상적인 건강한 자원자 수십 명을 대상으로 이뤄지며, 이 시험에서 안전한 유효 투여량의 범위 및 약물의 안전성, 약물의 흡수, 분포, 대사, 배설 등을 확인한다.

임상 2단계는 100~300명의 환자를 대상으로 하는 약효 및 안전성 확인 시험으로 약 2년의 기간이 소요된다.

임상 3단계는 1,000~3,000명의 환자를 대상으로 하는 전국 규모의 대규모 임상시험으로 약 3년 정도의 기간이 소요되며, 의사는 약물의 효능과 부작용을 모니터링 하기 위해 환자를 세심히 관찰한다. 임상 3단계까지 거쳤다면 신약승인을 받고자 하는 자는 기초탐색연구와 약효 검색 및 동물을 이용한 전임상시험, 사람을 대상으로 하는 임상시험 등의 자료를 식약청에 제출한다. 식약청은 '의약품등의 안전성·유효성 심사에 관한 규정'에 의한 안전성·유효성 심사와 품질관리를 위한 기준 및 시험방법에 대한 검토절차를 거친 후 신약 허가를 내준다. 신약승인기간은 안전성·유효성 심사 60일, 허가검토 25일로 신약허가 기간은 약 90일이 소요된다.

마지막으로 PMS(Post Marketing Surveillance)라고 불리는 시판 후 조사는 임상 4단계에 해당하며, 제조업자 또는 수입업자가 '신약 등의 재심사기준'에 의거, 시판되고 있는 약품의 부작용 등 안전성·유효성에 관한 사항을 파악하기 위해 실시되는 단계로 보통 출시 후 3년 정도 진행한다. PMS는 조사대상자의 조건을 정하지 않고 일상진료 상황에서 해당 약품의 사용성적조사를 실시하고 정해진 기간 내에 그 결과를 식약청에 보고하여 재심사를 받아야 한다. PMS 의무 증례수 및 재심사기간을 살펴보면, 국내에서 세계 최초로 개발된 신약, 외국에서 개발 중인 신약, 외국에서 허가 후 3년이 경과되지 않은 신약 등은 3,000례의 증례수가 필요하며, 기타 신약, 자료제출 의약품 등은 600례가 필요하다.

신약, 기허가된 의약품과 유효성분의 종류 또는 배합비율이 다른 전문의약품은 재심사 기간이 6년이고, 기허가된 의약품과 유효성분 및 투여경로는 동일하나 명백하게 다른 효능, 효과를 추가한 전문의약품, 기타 재심사를 받을 필요가 있는 의약품은 재심사기간이 4년이다.

표 4-4. 국산 신약 리스트

연번	제품명	회사명	주성분	효능·효과	허가일자	개발기간
28	베시보정	일동제약	베시포비르	만성B형 간염치료제	17.05.15	
27	올리타정	한미약품㈜	올무티닙염산염일수화물	표적 항암치료제	16.05.13	
26	슈가논정	동아에스티㈜	에보글립틴 타르타르산염	경구용 혈당 강하제	15.10.02	
25	시벡스트로주	동아에스티㈜	테디졸리드포스페이트	항균제(항생제)	15.04.17	
24	시벡스트로정	동아에스티㈜	테디졸리드포스페이트	항균제(항생제)	15.04.17	
23	자보란테정	동화약품㈜	자보플록사신D-아스파르트산염	퀴놀론계 항생제	15.03.20	
22	아셀렉스캡슐	크리스탈지노믹스㈜	폴마콕시브	골관절염치료제	15.02.05	
21	리아백스주	㈜카엘젬백스	테르토모타이드염산염	항암제(췌장암)	14.09.15	
20	듀비에정	㈜종근당	로베글리타존 황산염	당뇨병치료제	13.07.04	00~13
19	제미글로정	㈜LG생명과학	제미글립틴타르타르산염 1.5수화물	당뇨병치료제	12.06.27	03~12
18	슈펙트캡슐	일양약품㈜	라도티닙염산염	항암제(백혈병)	12.01.05	01~12
17	제피드정	JW중외제약㈜	아바나필	발기부전치료제	11.08.17	06~11
16	피라맥스정	신풍제약㈜	피로나리딘인산염, 알테수네이트	말라리아치료제	11.08.17	00~11
15	카나브정	보령제약㈜	피마살탄칼륨삼수화물	고혈압치료제	10.09.09	98~10
14	놀텍정	일양약품㈜	일라프라졸	항궤양제	08.10.28	88~08
13	엠빅스정	SK케미칼㈜	미로데나필염산염	발기부전치료제	07.07.18	98~07
12	펠루비정	대원제약㈜	펠루비프로펜	골관절염치료제	07.04.20	01~07
11	레보비르캡슐	부광약품㈜	클레부딘	B형간염치료제	06.11.13	96~06
10	자이데나정	동아제약㈜	유데나필	발기부전치료제	05.11.29	98~05
9	레바넥스정	㈜유한양행	레바프라잔	항궤양제	05.09.15	92~07
8	캄토벨정	㈜종근당	벨로테칸	항암제	03.10.22	93~03
7	슈도박신주	CJ제일제당㈜	건조정제슈도모나스백신	농구균예방백신	03.05.28	93~05
6	아피톡신주	구주제약㈜	건조밀봉독	관절염치료제	03.05.03	93~03
5	팩티브정	㈜LG생명과학	메탄설폰산제미플록사신	항균제(항생제)	02.12.27	91~02
4	큐록신정	JW중외제약㈜	발로플록사신	항균제(항생제)	01.12.17	94~00
3	밀리칸주	동화약품공업㈜	질산홀뮴-166	항암제(간암)	01.07.06	95~01
2	이지에프외용액	㈜대웅제약	인간상피세포성장인자	당뇨성 족부 궤양치료제	01.05.30	92~01
1	선플라주	SK케미칼㈜	헵타플라틴	항암제(위암)	99.07.15	90~99

2017년 5월 15일 현재

(2) 개량신약 허가과정

국내개량신약은 자료제출의약품 중 다음 어느 하나에 해당하는 것 중 안전성, 유효성, 유용성(복약순응도, 편리성 등)에 있어 이미 허가(신고)된 의약품에 비해 개량되었거나 의약 기술에 있어 진보성이 있다고 식약청장이 인정한 의약품과 개량신약허가 과정은 다음과 같다.

- 유효성분의 종류 또는 배합비율이 다른 전문의약품
- 투여경로가 다른 전문의약품
- 명백하게 다른 효능, 효과를 추가한 전문의약품
- 새로운 염, 이성체의약품으로 국내에서 처음 허가된 전문의약품
- 제제개선을 통해 제형, 함량, 용법용량이 다른 전문의약품

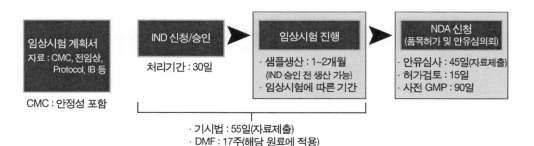

그림 4-6. 허가절차(개량신약)

(3) 제네릭 의약품 허가과정

제네릭 의약품 허가 절차는 신약에 비해 간단하다.

먼저 준비단계에서 오리지널 약품의 특허만료 여부 및 재심사기간의 만료여부를 확인한다. 특허가 만료됐어도 재심사기간이 만료되지 않은 경우 제네릭 의약품 품목허가를 받을 수 없다.

제네릭 의약품 허가는 제제연구 → 시험생산 → 생물학적동등성시험 계획서 준비 → 시험약 생산 → 생물학적동등성시험 실시 → 최종 품목허가의 순으로 이루어진다.

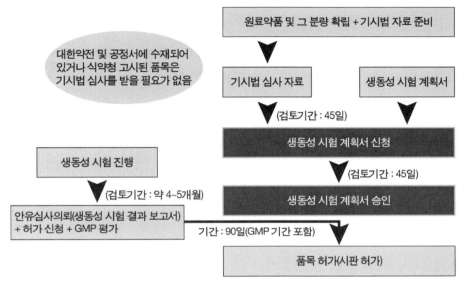

그림 4-7. 허가절차(제네릭-생동시험)

04. 의약품 품목허가·심사제도

1) 의약품 전과정 허가 심사

과학적이고 전문적인 심사를 통해 의약품의 안전성·유효성·품질을 확보하고, 환자 중심의 규제과학을 추진하고 있다. 의약품의 개발단계에서의 임상시험계획 승인 심사와 허가 신청시의 품질, 안전성·유효성 심사 및 허가 후의 재평가, 재심사 등을 통한 전주기 허가 심사로 국제 수준의 안전한 의약품이 공급될 수 있도록 하고 있다. 참고로, 의약품 제조(수입) 품목은 2015년도 총 4,923품목이 허가 및 신고 되었으며, 임상시험계획은 총 674건이 승인되었다.

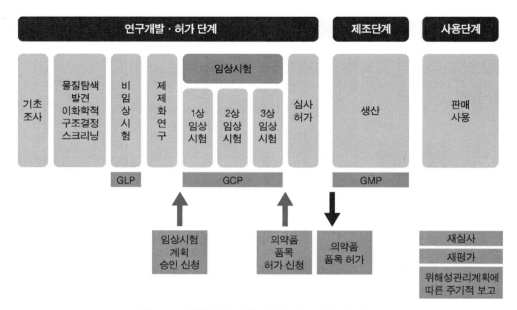

그림 4-8. 의약품 연구개발, 허가, 제조, 사용단계 과정

2) 의약품 허가특허 연계제도

의약품 특허권의 보호를 위해 의약품 허가단계에서 특허권 침해여부를 고려하는 제도로 2007년 한미 FTA 체결로 도입되어 FTA 발효일인 2012.3.15.부터 특허권 등재, 품목허가신청 사실 통지 등 기초단계가 시행되었고 2015.3.15.부터 판매금지, 우선판매품목허가 등 제도가 본격 시행되고 있다.

(1) 구성요소

01 **특허권 등재** : 품목허가를 받은 자의 의약품에 관한 특허권 등재신청에 대해 법령상 기준 충족 여부를 심사하여 특허목록에 등재·공개하고 있다. 허가특허연계제도에 따라 품목허가신청 사실을 통지받고 판매금지를 신청하기 위해서는 의약품에 관한 특허권을 특허목록에 등재하여야 한다.

02 **품목허가 신청사실 통지** : 특허목록에 특허권이 등재된 의약품(등재의약품)의 개발 자료를 근거로 의약품 품목허가를 신청하는 자는 그 신청 사실을 특허권자 등에게 통지하여야 한다.

03 **판매금지** : 후발의약품 품목허가신청사실을 통지받은 특허권자가 후발의약품에 대

한 특허심판·소송 제기 후 해당 의약품의 판매금지를 신청한 경우 통지받은 날부터 9개월간 후발의약품의 판매를 금지한다.

04 **우선판매품목허가** : 등재의약품의 자료를 근거로 최초로 품목허가를 신청하고 특허도전에 성공(등재된 특허에 대해 특허심판을 제기하여 승소)한 경우 해당 의약품을 9개월간 우선하여 판매할 수 있다. 우선판매품목허가 기간 동안 다른 기업이 우선판매품목허가를 받은 의약품과 동일한 의약품을 판매하는 것을 금지한다.

(2) 제도 도입 전후 허가 절차 비교

01 **도입 전** : 품목허가 단계에서 별도의 특허침해여부에 대한 고려 없이 허가 신청의약품의 안전성·유효성이 인정되면 허가하고, 추후 특허권자가 특허소송을 제기하여 법원에서 특허권 침해가 확정되는 경우 품목허가취소를 하였다.

02 **도입 후** : 후발업체가 제네릭 의약품 허가 신청 시 특허권자에게 허가신청 사실을 통지하며, 특허권자가 허가 신청사실을 통지받은 제네릭 의약품의 판매금지를 신청하는 경우 조건부 허가(통지받은 날부터 9개월 동안 해당 의약품의 판매를 금지)를 하고 있다.

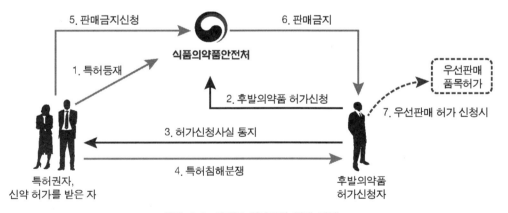

그림 4-9. 의약품 허가특허 연계 절차

3) 의약품 제조 및 품질관리기준(GMP)

의약품 제조 및 품질관리기준(Good Manufacturing Practice, GMP)은 의약품의 안전성과 유효성을 보장하기 위해, 제조와 품질관리 전반에 대한 기준을 정하여 체계적으로

운영하도록 하는 제도로서 1994년에 의무화 되었다. GMP 기준은 완제의약품과 원료의약품 등에 모두 적용되고 있으며, 특히 2015년 7월 1일부터는 방사성의약품 및 의료용 고압가스의 제조 및 품질관리에도 GMP 기준을 도입하였다.

기존 의약품 제조업자는 약사법령 개정에 따라 2017년 12월 31일까지 식품의약품안전처장에게 GMP 적합한지를 다시 판정을 받아야 하며, GMP 적합판정을 받은 경우에 의약품을 제조·판매할 수 있다. 의약품 제조업자가 준수하여야 하는 GMP 관련 규정은 「의약품 등의 안전에 관한 규칙」 등과 의약품 제조 및 품질관리에 관한 규정(식약처장 고시) 등으로 정하고 있다. 전체 의약품 제조소에 대한 점검을 3년마다 실시하고 부적합시 업무정지, 개수명령 등 조치하고 있다.

4) 의약품 유통품질 관리기준(GSP : Good Supply Practice)

의약품 유통품질 관리기준(GSP)이란 의약품의 공급·유통 중의 품질확보를 위하여 의약품 도매상이 갖추어야 할 시설과 관리기준 등을 정하고 있다(2002년부터 의무화).

GSP에 대해 의약품 도매상의 준수의무가 있으며, 한약, 의료용 고압가스, 방사성의약품은 제외하고 있다.

5) 시판 후 부작용 관리

국내 안전성 정보 처리는 국내 이상사례 보고 자료를 분석·평가하여 한국인의 특성을 반영한 안전성 정보를 개발하고 품목허가사항 변경 지시 등 후속 안전조치를 하는 것이다. 국내 안전성 정보는 한국의약품안전관리원의 의약품 이상사례 보고 시스템(Korea Adverse Event Reporting System, KAERS)을 통해 수집되고 있다. 이상사례 보고 건 중 보고빈도가 통계적으로 높게 나타나고, 국외 허가사항, 문헌 등 근거가 확보된 이상사례로서 국내 허가사항에 반영되지 아니한 것을 안전성 정보로 개발하고 있다.

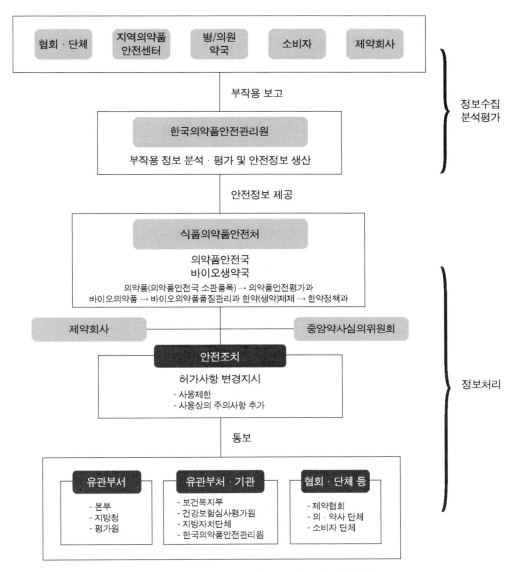

그림 4-10. 국내 이상사례 보고 및 분석·평가 체계

05. 의약품 재심가제도

의약품 재심사 제도란 신약 또는 일부 전문의약품에 대하여 허가 이후 사용 초기 약물 사용양상을 관찰하여 개발·허가과정에서 나타나지 않았던 약물이상사례 등을 조사·확인

하는 제도로, 대상에 따라 4년 또는 6년의 재심사 기간을 품목별 허가조건으로 부여하고 있다.

표 4-5. 재심사 대상 및 기간

재심사 대상	기간	조사대상자 수
• 국내에서 세계 최초 개발 신약 • 외국에서 개발 중인 신약 • 외국 개발 신약 중 개발국 3년 미경과 신약 • 외국 개발 신약 중 개발국에서만 사용하는 신약	6년	3,000명
• 그 외 신약	6년	600명
• 유효성분의 종류 또는 배합비율이 다른 전문의약품 • 유효성분은 동일하나 투여경로가 다른 전문의약품	6년	600명
• 유효성분 및 투여경로는 동일하나 명백히 다른 효능·효과 추가 전문의약품 • 그 밖에 식약청장이 재심사를 받을 필요가 있다고 인정한 의약품	4년	600명

의약품 재심사기간은 신약이 개발되었을 때 의약품재심사기간이 주어지는데 이는 의무와 혜택이라고 할 수 있다. 신약이 허가되기 전에 충분하게 안전성을 검토했다고 하지만, 많은 환자에게 투여될 때 또 다른 부작용을 예상할 수 있다. 따라서 신약이 허가되면 의약품재심사기간을 주어져 4~6년 동안 시판하여 안전성을 관찰하고 보고하도록 의무화 하고 있다. 만약 부작용이 발견되면 의약품의 사용상의 주의사항에 그 부작용을 추가할 수 있고, 또한 심각한 위해작용이 발견되면 허가를 취소해야하기 때문이다. 그러나 이 기간 동안은 복제품이 허가되지 않는 혜택이 있다.

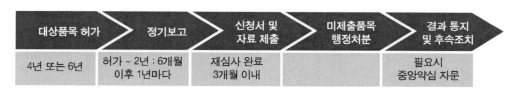

그림 4-11. 의약품 재심사절차

06. 의약품 재평가제도

　의약품 재평가 제도란 이미 허가된 의약품을 최신 과학적 수준에서 안전성·유효성을 재검토·평가하는 제도로, 허가된 의약품을 대상으로 주기적으로 최신의 문헌자료를 근거로 실시하는 제도로 정기재평가와 안전성·유효성 정보 또는 사회적 문제제기로 실시하는 수시재평가로 구분된다.

국내외 허가·사용현황, 임상관련 자료 등을 검토하여 유용성이 인정되는 품목은 필요한 경우 허가사항 변경지시 등을 실시하고, 유용성이 인정되지 않은 품목은 시중 유통품 회수·폐기 등을 실시하고 있다.

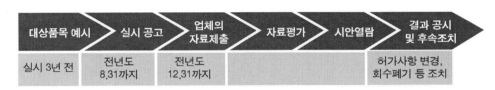

그림 4-12. 의약품 정기재평가 절차

07. 품목허가 갱신제도

　품목허가, 신고 유효기간을 5년으로 하고, 유효기간 만료 전에 갱신하는 제도로 의약품의 안전성과 유효성을 지속적으로 확보하기 위함이다. 장기간의 재평가 실시 주기와 예시부터 결과 공시까지 3년 이상 소요되는 등 의약품 재평가 제도의 효율성 개선하기 위한 제도이다.

08. 의약품의 위해성 관리 계획 작성 가이드라인

위해성 관리 계획의 목적은 의약품 품목허가 시 또는 시판 후 안전성 중점검토를 위해 해당 품목의 '중요한 규명된 위해성, 중요한 잠재적 위해성 및 중요한 부족 정보'를 확인 하여, 시판 후 부작용 조사를 위한 각종 장치를 마련함으로써 의약품의 안전사용을 강화 하고자 하는 것이다. 여기서 시판 후 부작용 조사를 위한 각종 장치라 함은 **01** 의약품 감시방법, **02** 위해성 완화를 위한 첨부문서, **03** 환자용 사용설명서, **04** 환자용 안전사 용보장조치 등을 말한다.

의약품의 품목허가·신고·심사 규정에 의한 의약품 등의 안전에 관한 규칙 제4조1항 제11호에 따른 위해성 관리 계획을 제출하여야 하는 의약품은 다음 각 호와 같다.

01 신약

02 희귀의약품

03 시판 후 중대한 부작용 발생으로 인해 위해성 관리 계획의 제출이 필요하다고 식품 의약품안전처장이 인정하는 의약품(변경허가를 포함한다)

04 신청인이 위해성 관리 계획의 제출이 필요하다고 인정하는 의약품

05 「의약품 등의 안전에 관한 규칙」 제22조 에 따라 재심사대상 의약품으로 지정되는 다음 각 목의 의약품

- 이미 허가된 의약품과 유효성분의 종류 또는 배합비율이 다른 전문의약품
- 이미 허가된 의약품과 유효성분은 동일하나 투여경로가 다른 전문의약품
- 이미 허가된 의약품과 유효성분 및 투여경로는 동일하나 명백하게 다른 효능·효과 를 추가한 전문의약품

09. 예비심사제도 국제공통기술문서(CTD)

바이오의약품 예비심사제도(Pre-review)가 본격 도입되면서 앞으로 품목허가 과정에

서 신속검토가 가능해지고 업무 처리 효율성이 높아지게 되었다. 또한 국제공통기술문서 (Common Technical Document, CTD) 작성 범위가 현행보다 확대되어 유전자 치료제 정의가 보다 구체적으로 규정되었다.

식품의약품안전처는 이 같은 내용의 '생물학적제제 등의 품목허가·심사규정 일부개정 안'을 확정해 시행하고 있다. 개정내용을 보면, 먼저 바이오의약품 예비심사제도가 신설된다. 예비심사란 품목허가 신청에 대해 정식 심사 시작 전에 미리 요건에 맞춰 자료가 제대로 제출됐는지 신속하게 확인할 필요가 있는 경우 식약처가 업체에 자료를 요청해 심사하는 절차를 말한다. 또 식약처장이 예비심사제에 따라 품목허가신청서의 첨부자료가 일부 요건을 충족하지 못한 경우 신청일로부터 5일 이내에 해당 자료 보완하도록 요청할 수 있도록 근거도 마련했다. 이와 함께 CTD에 맞춰 문서를 작성해야 하는 대상 범위가 더 확대됐다. 이전에는 신약, 자료제출의약품 중 전문약에 적용하고 수출용 의약품은 제외시켰다. 또 신약, 자료제출약 중 전문약 이외의 품목은 제약사가 원할 때에만 CTD로 작성할 수 있도록 돼 있었다. 개정 고시된 사항은 세포치료제, 유전자치료제 등을 추가했다. 또 CTD 의무 작성 대상 외에도 제약사가 원하면 모두 CTD로 작성할 수 있도록 했다. 아울러 유전자 치료제 정의를 '유전물질 발현에 영향을 주기 위해 투여하는 유전물질 또는 유전물질이 변형되거나 도입된 세포 중 어느 하나를 함유한 의약품'으로 보다 구체적으로 정의했다.

◉ 국제공통기술문서 (CTD)

CTD(CTD : Common Technical Document) ICH에서 2000년 11월 합의 제정된 의약품 허가 신청에 사용되는 공통서식이다.

목적 : To assemble all the Quality, Safety and Efficacy information in a common format 〉 Revolution.

비임상시험, 임상시험 허가, 의약품을 허가받기위해서는 상당히 많은 양의 데이터, 문서가 필요하다. A라는 회사와 B라는 회사가 전혀 다른 형식으로 문서를 정리했다고 한다면 같은 데이터를 방대한 자료에서 찾기 어렵고 검토하는 사람 입장에서도 매우 어려울 것이다. 또한 서류 누락 혹은 검토 누락과 같은 상황이 발생할 수도 있을 것이다. 그래서 정형화된 서식을 필요로 하게 되었다. 제출하는 입장에서도, 검토하는 입장에서도 편해진 것이다. 즉 심사 측면에서 전자문서제출 유도로 Good Review Practice가 가능하고 업계는 ICH 가입국 범위 내에서 국가별로 추가로 자료를 준비할 필요가 없게 되었다.

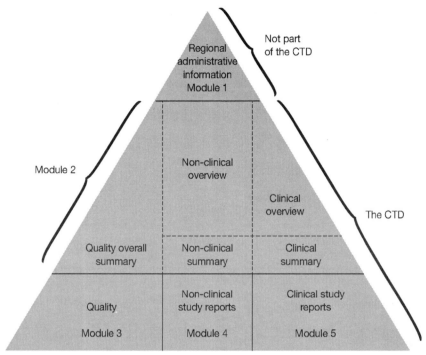

The CTD triangle. The Common Technical Document is organized into five modules.
Module 1 is region specific and modules 2, 3, 4 and 5 are intended to be common for all regions.

그림 4-13. CTD Triangle

◉ 국제의약품규제조화위원회(ICH) 가입

국제의약품규제조화위원회(ICH : International Council on Harmonisation of Technical Requirements for Pharmaceuticals for Human Use)는 미국, 유럽, 일본 규제당국 등으로 1990년 구성·설립되어, 의약품 분야의 품질, 안전성, 유효성에 대한 가이드라인을 제정하는 등 국제 의약품 관련 규제 수준을 주도하는 국제 협의체이다. 한국은 2016년 11월 '국제의약품규제조화위원회(ICH)'에 정식 회원국으로 가입하였다. ICH 가입을 통해 우리나라의 의약품 분야 규제행정이 선진 수준임을 국제적으로 공인받았으며, 미국, 유럽, 일본 등 의약 선진국과 대등한 위치에서 국내 제약업계 상황을 반영하여 국제 의약품 규제 정책을 주도할 수 있게 되었다.

◉ 의약품실사상호협력기구(PIC/S) 가입

PIC/S(Pharmaceutical Inspection Co-operation Scheme)는 의약품 제조 및 품질관리 기준(Good Manufacturing Practice, GMP)의 국제조화를 주도하는 유일한 국제 협의체로 1995년에 설립되었으며, 본부는 스위스 제네바에 위치하고 있다. PIC/S는 의약품 제조 및 품질관리기준(GMP)의 국제조화 및 GMP 실태조사 시스템의 질적 향상을 목적으로 설립되었다. 주요 활동으로는 GMP 실태조사 기초정보의 상호 교류, GMP 규정 국제조화 및 각종 가이드라인 발간, GMP 조사관 교육 및 정기회의 등이 있다. PIC/S 가입국은 (2016년 현재) 미국, 유럽 등 총 46개국 49개 기관 가입되었으며 우리나라는 2014년 7월 PIC/S에 가입하였다. 이는 한국의 의약품 품질 및 제조소에 대한 운영 기준이 세계적인 수준임을 국제적으로 인정받은 것이며, 우리나라에서 제조한 의약품이 ICH 가이드라인에 따라 생산·관리함으로써 국제수준의 품질이 확보됨을 의미한다. PIC/S 가입을 통해 우리나라는 GMP 분야에서 국제적인 주도국 위치로 올라서게 되었으며, 한국내 GMP 관리체계의 우수성을 국제적으로 공인받았다. PIC/S 가입 이후 GMP 규정 국제조화, 정기 GMP 평가 기반 마련, 분야별 GMP 적용을 확대함에 따라 국내 의약품 GMP 관리 수준이 획기적으로 향상되었다.

PIC/S 회원국 가입에 따른 대외적 신인도를 바탕으로 국내에서 제조하여 수출하는 의약품의 국제시장 진입장벽이 해소되는 한편, 의약품 입찰경쟁에서 유리한 고지에 오를 수 있게 되었으며, 이에 따라 PIC/S 가입 이후 국내 제약업체의 글로벌 수출이 대폭 증가하였다.(수출증가율 2014년 15.2% → 2015년 32.6%, 한국무역협회)

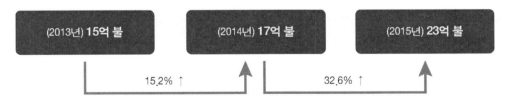

자료 : K-stat(산업통상자원부 한국무역협회)

그림 4-14. 국내 제약회사 수출 증가 현황

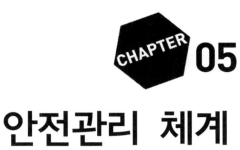

CHAPTER 05

안전관리 체계

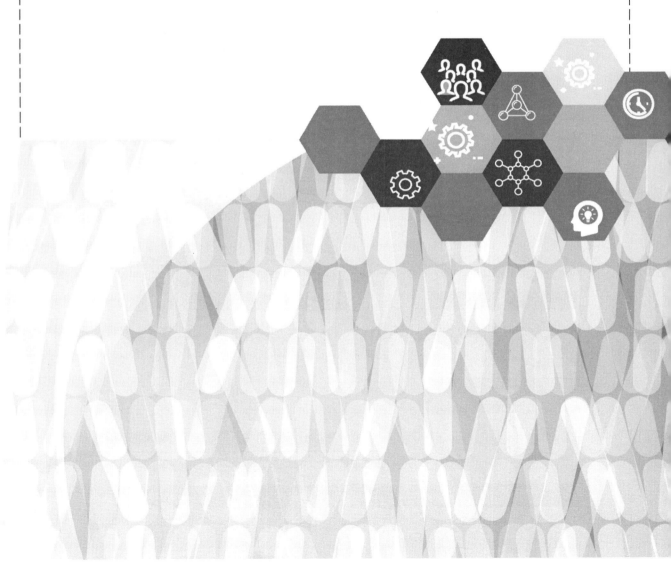

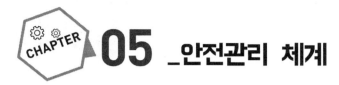

05 _안전관리 체계

01. 의약품 안전관리

1) 의약품 안전관리 필요성

　최근 의약품부작용 등으로 인한 국가적, 사회적 피해의 심각성이 부각되고 있으며, 안전한 의약품사용에 대한 국민들의 관심도 높아지고 있다. 이로 인해 의약품부작용 등 안전성 정보와 사용정보 등을 체계적으로 수집·개발·평가·관리할 필요성이 대두되었다. 의약품 안전관리 체계는 다음 그림과 같다.

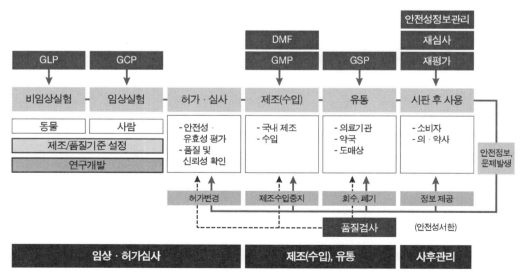

그림 5-1. 의약품 안전관리 체계

2) 안전성 정보처리

의약품등의 취급 사용 시 인지되는 안전성 관련 정보를 체계적이고 효율적으로 수집·분석·평가하여 위험요인을 제거하기 위한 적절한 안전대책을 강구하고 의약전문인, 소비자 등에게 안전성 정보 및 조치결과를 전달함으로써 국민보건 위해 방지하기 위한 목적이다.

◉ **부작용** : 정상적인 처방, 조제, 투약 후 발생하는 모든 의도되지 않은 효과

◉ **유해사례** : 약물 사용 중 발생한 바람직하지 않고 의도되지 않은 징후, 증상 또는 질병(AE)

◉ **약물유해반응** : 유해사례 중 의약품과의 인과관계를 배재할 수 없는 경우 (ADR)

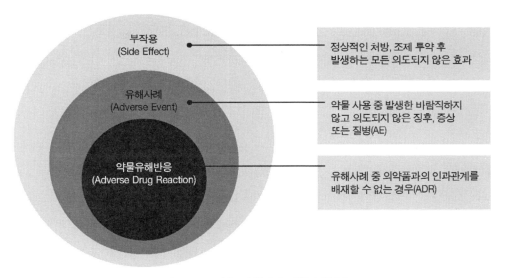

그림 5-2. 부작용, 유해사례, 약물유해반응

3) 허가 후 의약품 안전관리

(1) 허가 후 안전관리 업무

01 **안전관리 책임자** : 시판 후 안전관리업무를 실시하는 의사, 약사 또는 한의사로 약품재심사, 재평가, 부작용 등(약사법 제37조3) 보고와 품목허가, 신고, 갱신, 유해성관리계획을 이행해야 한다.

02 **안전관리책임자 준수사항(안전규칙 제47조 제1항)** : 시판 후 안전관리업무를 철저히

하고 관련 자료는 3년 이상 보존해야 한다. 의약품 판매 등 안전관리에 지장이 되는 업무는 종사를 금지하고 안전관리업무 기준을 준수해야 한다.

03 **제조업자 준수사항** : 안전성, 유효성 관련 새로운 자료를 입수하고 식약처 지시사항 및 위해성 관리계획을 이행해야 한다.

(2) 시판 후 안전관리

01 시판 후 안전관리 필요성

The Five "Toos"

Too Few -- study subjects

Too Simple --- design

Too Median-Aged -- population

Too Narrow --- range of exposure

Too Brief ----------------------------- period of observation time

그림 5-3. 시판 전 임상시험의 한계

02 시판 후 안전관리 목적

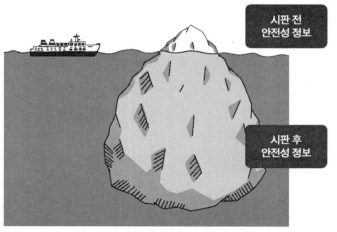

시판 전 안전성 정보

- 품목허가시 안전성 자료의 한계

시판 후 안전성 정보

- 실제 의약품 사용시 나타나는 부작용 발생빈도의 변동, 유효성 파악
- 미지의 부작용, 중대한 부작용 파악
- 소아, 고령자, 임산부, 신·간장애 등 특수한 환자의 안전성, 유효성 확인
- 장기 사용시의 안전성, 유효성 확인

그림 5-4. 시판 후 안전관리 목적

02. 바이오의약품 안전관리

1) 바이오의약품

바이오의약품은 화학적 합성방식이 아닌 생물체 및 그 유래물질을 이용하거나 유전자
재조합 기술 등 생물공학을 응용하여 제조한 의약품을 통칭하며 생물학적제제, 유전자재
조합의약품, 세포치료제 등이 있다. 바이오의약품은 일반적으로 고유독성이 낮으며 특히,
희귀·난치성질환에 효과가 뛰어난 특징이 있어 바이오의약품 산업은 고부가가치·미래
산업으로 각광받으며 연평균 성장률이 빠르게 성장하고 있다.

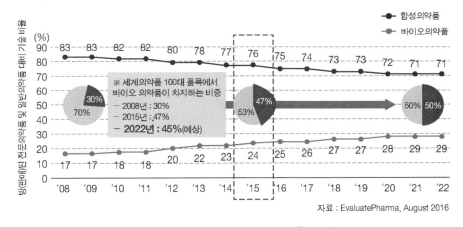

그림 5-5. 바이오의약품 및 합성의약품 매출액 비중 비교

바이오의약품은 화학적 성분을 가진 의약품과는 달리 사람이나 다른 생물체에서 유래
된 원료 또는 재료를 사용하므로, 개별 품목마다 의약품과는 다른 기준규격을 정하는 경
우가 많다. 제조관리(GMP) 또한 기본적인 원리는 의약품 분야와 동일하나, 품목의 특성
에 따라 GMP 기준이 추가되거나, 별도의 제조 및 시험법이 적용되는 것이 일반적이다.
식약처는 평가원의 관련 부서를 통해 바이오의약품에 별도로 적용되는 안전기준과 시험
법 등을 별도로 정하고 있으며, 바이오의약품의 허가심사 시 적용하고 있다. 최근 미국,
유럽 등 제약 선진국에서는 의약품의 품질향상 및 자사제품의 차별화를 위하여 설계기반
품질(Quality by Design, QbD)과 공정분석기술(Process Analytical Technology, PAT) 등

새로운 품질보증체계를 도입하는 추세이며, 식약처도 우수한 품질의 의약품 생산과 국제
수준의 품질관리를 위해 설계기반품질(QbD) 도입을 추진 중에 있다.

바이오의약품에 대한 허가신청 및 심사는 특수한 경우를 제외하고 일반적인 의약품
허가심사 절차와 동일하다. 비임상·임상시험을 통해 동물 및 사람에 대해 해당 의약품이
갖는 안전성과 유효성, 품질수준을 과학적으로 검증하게 되며, 허가 이후에는 약사감시
등을 통해 제조·유통 등의 적절성, 제품의 안전성 등을 지속적으로 점검하게 된다. 특히
최근 5년간 국내 바이오의약품 시장의 약 40%를 수입 품목이 차지하고 해외 바이오의약
품 제조소가 2008년 80개소에서 2014년 127개소로 약 50% 증가하고 있음에 따라 수
입 바이오의약품 안전관리를 강화하고 있다.

2) 바이오의약품 정책·품질관리

(1) 바이오의약품의 안전관리로 국민안심사용 환경 조성

국민이 안심하고 바이오의약품을 사용할 수 있도록 허가 전 원료부터 시판 후 소비까지
종합계획을 수립하고 관련 정책을 개발하여 조정·시행하고 있으며 특히, 원료부터 소비까
지 전주기적인 철저한 안전관리에 중점을 두고 정책을 추진하고 있다. 특히, 어린이 의약
안전 정보를 통합 제공하기 위해 '어린이 바이오의약품 정보 플랫폼'을 구축하여 어린이
질병정보, 의약품 안전사용 정보, 임상시험 정보 등 정보제공을 확대하고('17.9월~), 신
종 감염병 유행·생물테러 등 대비 백신자급률 향상을 위한 '글로벌 백신 제품화 지원
단'('13.7월~)을 운영하는 등 국민보건안보를 위한 선제적 지원체계 구축에 만전을 기하
고 있다.

(2) 바이오의약품 관련 법령 제·개정 등 선제적 기준 마련

신종감염병 출현 대응, 첨단융복합 제품의 규제 및 관련 산업 지원 강화 필요성 증가
등을 반영하기 위해 약사법 등 바이오의약품 관련 법령·지침서·해설서 등을 제·개정하는
등 변화하는 시장에 대비하고 국민의 평생건강을 위한 미래의 바이오의약품 안전기반 구
축을 위해 선제적·지속적으로 규제를 개선·정비하고 있다.

(3) 우리 바이오의약품의 수출지원 및 국제협력 강화

바이오의약품 수출 희망 업체를 대상으로 '바이오IT플랫폼(bpis.or.kr)'을 운영하여 해외규제정보·산업정보 제공 및 인허가 등록지원 전문컨설팅 등 맞춤형 지원을 하고 있으며, 첨단바이오의약품 특별자문단 운영 등 국내 바이오의약품 산업의 국제경쟁력 강화를 위한 다양한 지원사업을 추진하고 있다. 또한 국내 백신제조업체 대상으로는 WHO PQ 인증을 신청하는 업체를 대상으로 제조 및 품질관리기준(GMP)등에 대한 상담, 모의 GMP 평가, WHO PQ 인증 신청을 위한 기술문서 작성 등을 안내하여 국내 백신 제조사의 글로벌 진출을 지원하고 있으며, 2016년 12월 식약처와 WHO 간 백신 PQ 관련 협력약정을 체결하여, WHO 실사 면제 및 PQ 인증기간 단축으로 해외 백신 조달시장에서의 국제경쟁력을 강화하였다.

> ※ PQ(Pre-qualification, 사전 적격성 평가) : WHO가 국제조달을 통해 개발도상국 공급을 목적으로 백신 등의 안전성 · 유효성, 제조 및 품질관리 실시상황 등을 평가하는 제도.

4) 바이오의약품 GMP 운영 등 우수 바이오의약품 제조 · 유통 환경 조성

우수한 품질의 바이오의약품을 제조할 수 있도록 바이오의약품 제조 · 품질관리기준(GMP, Good manufacturing Practice)를 운영하고 있으며, 국내 바이오의약품 제조소와 해외제조소에 대한 현장 실태조사를 통해 이를 점검하고 있다.

품목(변경)허가 전 GMP 실태조사를 통해 당해 품목이 현행 GMP 기준을 준수하여 제조되고 있는지 여부를 평가하고 있으며, 품목(변경)허가 후 허가사항 확인 및 GMP 준수 여부 등의 점검을 통한 국내 허가품목에 대한 관리 · 감독 강화로 국내 · 외 제조소 GMP 관리수준을 개선하고 있다. 그리고 21세기형 GMP 기술로 대두되고 있는 바이오의약품 설계기반 품질고도화(QbD) 시스템의 모델 개발을 통해 품질보증체계 혁신을 도모하여 국내 바이오의약품 제조업체의 국제경쟁력을 강화하고 바이오의약품 품질체계 선진화를 추진하고 있다. 또한, 바이오의약품의 안전 및 품질 확보를 위하여 허위 · 과대광고 감시, 불법유통 모니터링, 시중 유통제품에 대한 수거검사 등을 실시하고 있으며, 줄기세포치료제, 유전자치료제에 대한 장기추적조사를 의무화하여 장기적인 안전성 정보를 확보하고 있다.

> ※ QbD(Quality by Design, 설계기반 품질고도화) : 의약품의 개발단계부터 위험요인을 분석 · 평가 · 관리하여 우수한 품질을 확보하고 생산성을 높이는 첨단 품질보증체계.

03. 한약 안전관리

1) 소비자 안심을 위한 한약 등의 철저한 안전관리

제조부터 최종 소비까지 한약 등의 안전관련 정책을 수립하고, 관련 규정(약사법, 의약품등의 안전에 관한 규칙, 한약재 안전 및 품질관리 규정 등)을 제·개정을 하고 있다. 한약 등의 제조판매·수입품목 허가(신고), 원료의약품 등록 등 의약품의 품질 및 안전성·유효성, 제네릭의약품의 동등성 확보를 위한 심사를 수행하고 있으며, 허가(신고) 이후 필요시 안전성·유효성에 대해 다시 심사(재심사)하거나 평가(재평가)하여 안전하고 우수한 의약품 사용에 적정을 기하고 있다. 또한, 한약 등의 제조(수입)업체에 대해 체계적인 감시를 통해 소비자 중심의 선진적 안전관리체계 기반을 마련하고 있으며, 위해 우려 한약재에 대한 선택·집중 및 신속한 품질 검사 등으로 국민의 안전과 안심 확보를 위해 노력하고 있다.

2) 우수한 한약재 제조 환경 조성

안전한 한약재 공급을 위한 품질관리 기반을 구축의 일환으로 2015년부터 한약재 제조 및 품질관리기준(Good Manufacturing Practice, GMP)을 의무화하여 운영하고 있으며, 한약재 제조업체의 GMP 이해증진 및 전문성 확보와 GMP 운영에 대한 업체의 업무효율 증진을 위해 해당 업체들에 대한 교육 사업을 지속적으로 추진하고 있다.

3) 한약 등의 산업지원 및 국제협력

산업계의 원활한 품질검사 지원을 위하여 적합한 품질을 갖춘 생약표준품을 제조·확립하여 분양하고 있으며, 중요 생약자원을 보존·관리하는 국가생약자원관리센터 운영을 통하여 산업계의 나고야의정서 대응을 지원하고 있다. 또한, 품질관리 기준의 국제조화를 위한 '생약규격국제조화포럼'(Forum on Harmonization of Herbal Medicines, FHH), 생약자원의 지속가능한 활용을 위한 '멸종위기에 처한 야생동식물종의 국제거래에 관한 협약'(Convention on International Trade in Endangered Species of Wild Fauna and

Flora, CITES), 국제 역할 강화를 위한 '세계보건기구 서태평양지역사무처' (WHO/WPRO)와의 공조, 국제표준 확립을 위한 '한의약국제표준화작업'(ISO/TC249) 등 국제협력을 확대하고 있다.

04. 화장품 안전관리

1) 화장품

화장품은 인체를 청결·미화하여 매력을 더하고 용모를 밝게 변화시키거나 피부·모발의 건강을 유지 또는 증진하기 위하여 인체에 바르고 문지르거나 뿌리는 등 이와 유사한 방법으로 사용되는 물품으로서 인체에 대한 작용이 경미한 것을 말한다.(의약품에 해당하는 물품 제외)

일반 화장품과 달리 피부의 미백, 주름개선, 자외선 차단 등을 위한 기능성 화장품의 경우 사전에 식품의약품안전처의 심사를 받아 그 기능성을 입증한 경우에만 판매하도록 하고 있다.

표 5-1. 화장품의 유형별 품목 현황(2015) 기준

기초 화장용 제품류	색조 화장용 제품류	두발용 제품류	인체 세정용 제품류	눈화장용 제품류	면도용 제품류	손발톱용 제품류	영유아용 제품류	방향용 제품류	두발 염색용 제품류	목욕용 제품류	체취 방지용 제품류	합계
786	476	6448	8,691	1,214	1,662	19,237	8,911	10,070	696	47,314	105	105,610

2) 소비자가 공감하는 화장품 안전관리 정책 수립 및 입법 추진

화장품법 및 관련 하위 규정의 제·개정을 통하여 화장품을 의약품과 분리하여 그 특성에 부합하게 관리하고 있으며, 화장품 제조에서부터 최종 소비에 이르기까지 소비자의 안심과 화장품시장의 활성화를 만족할 수 있는 정책을 마련하고 국내 화장품의 품질경쟁력을 향상할 수 있는 제도적인 지원을 강화하기 위해 노력하고 있다. 현재는 맞춤형화장품 판매를 포함한 업종분류 개편 및 관리기준 마련과 천연·유기농 화장품 제도 마련, 기능성

화장품 범위 확대에 따른 관련 기준 정비 등을 추진하고 있다.

3) 유통 화장품에 대한 선제적 안전관리 기반 구축 · 운영

새로운 화장품 원료의 개발을 촉진하고 화장품산업을 활성화하기 위하여 화장품에 대해 '국민보건에 위해가 우려되어 사용할 수 없는 원료를 고시하고 그 밖의 원료는 사용할 수 있게 하는 네거티브 리시트(Negative List)' 방식으로 관리체계를 운영하면서 품질안전 등의 문제가 발생할 경우에는 해당 기업에 책임을 부과하도록 하고 있으며, 안전한 제조 및 유통관리 기반의 조성을 위하여 매년 감시 기본방향을 설정하여 '제조 · 유통관리 기본계획'을 수립하고 각 지방식약청 및 지방자치단체에 시달하여 사후관리를 수행하고 있다. 2017년에는 영유아용 화장품, 기능성 화장품, 물휴지 등 사회적 이슈가 되는 제품과 보존제의 사용 기준 준수 여부 등에 대한 수거검사를 진행할 계획이다.

4) 국내 화장품의 글로벌 품질 경쟁력 확보를 위한 맞춤형 지원 및 정보 제공

국내 화장품의 제조 · 품질관리 수준 향상을 위해 화장품 GMP의 확산을 권장하고 있으며, 2016년도부터는 화장품 GMP 희망기업별 맞춤형 컨설팅을 실시하여 영세업체의 품질관리 기준 향상을 지원하고 있다. 또한 화장품 원료배합 확인포털 구축을 통해 배합금지 및 배합한도 원료에 대한 국내외 정보를 제공하고 있으며, 매년 정기적인 정책설명회를 비롯한 공청회, 간담회 등을 통해 화장품시장에 대한 다양한 정보도 제공하고 있다.

5) 세계시장 선점을 위한 화장품 분야 국제협력 강화 및 규제조화 추진

증가하고 있는 중국의 비관세장벽 등과 같은 통상 현안에 대해 화장품 규제당국자 회의 등을 통하여 적극적인 해소방안 마련을 위해 적극 노력하고 있다. 2014년부터는 매년 '원 아시아 화장품 · 뷰티 포럼'을 개최하여 중국, 베트남, 인도네시아 등 아시아 국가와 화장품 분야 협력을 추진하고 있다. 현재는 화장품 규제 선도국가로의 도약을 위하여 미국, EU 등 5개국이 참여하는 화장품 규제조화 회의체인 '화장품 규제협력 국제회의(ICCR)'에의 가입을 추진하고 있다.

05. 의약외품 안전관리

○ 의약외품이란 약사법으로 관리되는 의약외품은 '질병의 치료·예방' 등과 관련된 제품으로서 **01** 사람이나 동물의 질병을 치료·경감(輕減)·처치 또는 예방할 목적으로 사용되는 섬유·고무제품 **02** 인체에 대한 작용이 약하거나 인체에 직접 작용하지 않는 제품 **03** 감염병 예방을 위하여 살균·살충 및 이와 유사한 용도로 사용되는 제품 중 정의와 관리 목적이 부합되는 제품을 식품의약품안전처장이 지정하고 있다.

○ 의약외품을 제조·수입하여 판매하기 위해서는 사전에 품목별로 식품의약품안전처장으로부터 허가를 받거나 신고를 하여야 하며, 현재 총 25,046개('16.12.31. 기준) 품목이 허가·신고되어 있으며, 의약외품으로 지정된 제품의 종류는 아래와 같다.

01 여성용품(생리대, 탐폰, 생리컵), 마스크(수술용, 황사 차단용 등), 환부의 보존·보호·처치에 사용하는 지면류 위생용품(안대, 붕대, 탄력붕대, 석고붕대, 거즈, 탈지면, 반창고 등), 구강청결용 물휴지 등

02 입 냄새 등의 방지제(가글제, 치약 등), 모기 등의 기피제 및 가정용 살충제, 콘택트렌즈의 세척·소독 등 관리용품, 금연용품(흡연욕구저하 또는 흡연습관개선 제품), 손소독제 등 인체에 직접 적용하는 외용소독제, 의약품에서 전환된 내복용제(비타민·미네랄 제제, 자양강장변질제, 건위소화제, 정장제), 구강위생 관리제품(치아근관·의치·틀니 등의 세척·소독제, 코골이 방지보조제, 치아미백제, 치태·설태 염색제) 등

03 공중보건과 위생관리를 위한 방역의 목적으로 사용하는 살충·살서제 및 인체에 직접 적용되지 않는 살균제 등

○ 의약외품 안전관리 정책수립 및 법령 제·개정으로 선제적 안전관리 확보

인체에 직접 사용하나 안전관리 사각지대 물품을 의약외품으로 신규 지정하고, 제품에 사용된 성분을 외부 포장 및 용기에 모두 표기토록 하거나, 표시사항 정보를 노인·어린이 등 취약 계층도 쉽게 알 수 있도록 의약외품 표시 제도를 소비자 중심으로 개선하며, 보존제 등 국민 관심 성분에 대한 허용기준을 강화하는 등 의약외품 안전관리 정책을 수립하

여 관련 법령 및 고시를 제·개정하고 있다.

◉ 의약외품 원료·제품별 위해요소 분석 및 안전성·유효성 재평가로 국민 안심사용

국제기구 및 선진국의 기준·규격에 관한 정보 및 국내·외 안전성 정보 등을 상시 모니터링 하고, 실제 국내 사용량을 조사하여 이미 허가된 의약외품에 대한 안전성 및 유효성을 재평가하여 지속적인 안전관리를 수행하고 있다.

◉ 철저한 의약외품 사전·사후 안전관리로 유통판매질서 확립

의약외품의 품목별 허가·신고를 통해 의약외품의 안전성·유효성, 품질관리기준 등을 사전 검토하고, 의약외품 제조·수입자에 대한 정기적인 현장 점검과 허위·과대광고 모니터링, 무허가 의약외품 제조·수입 행위 등을 상시적 점검하여 안전하고 유효한 의약외품이 소비자들에게 제공되도록 관리하고 있다.

품질부적합 등의 사유로 회수 또는 판매 중지된 의약외품은 소비자의 구매 현장에서 신속히 차단될 수 있도록 '위해의약외품 판매차단시스템'을 운영하고, 유통 의약외품의 안전 및 품질확보를 위해 시중 유통 의약외품을 수거·검사하여 소비자가 안심하고 의약외품을 구매하여 사용할 수 있는 환경을 조성하고 있다.

06. 의료기기 안전관리

1) 의료기기

사람이나 동물에게 사용되는 기구·기계·장치·재료 등으로 **01** 질병을 진단·치료·경감·처치 또는 예방할 목적으로 사용되는 제품 상해(傷害) 또는 **02** 장애를 진단·치료·경감 또는 보정할 목적으로 사용되는 제품 **03** 구조 또는 기능을 검사·대체 또는 변형할 목적으로 사용되는 제품 **04** 임신을 조절할 목적으로 사용되는 제품을 의미한다.

의료기기는 사용목적과 사용 시 인체에 미치는 잠재적 위해성의 정도에 따라 1~4등급으로 분류되어 등급에 따라 차별적으로 관리되고 있다.

표 5-2. 의료기기 등급

등급	분류 기준	예시	품목 수
1등급	잠재적 위해성이 거의 없는 의료기기	내시경용겸자, 수동식 진료대	588
2등급	잠재적 위해성이 낮은 의료기기	X선 촬영장치, 혈압계, 심전계	1,036
3등급	중증도의 잠재적 위해성을 가진 의료기기	인공호흡기, 전기수술기	338
4등급	고도의 위해성을 가진 의료기기	이식형 심장충격기, 인공각막	256
	계		2,218

2) 의료기기 안전관리 체계

표 5-3. 의료기기 안전관리 체계

사전관리		유통관리	사후관리		
시설	품목	판매, 임대, 수리	업체 점검	유통 제품 품질	부작용
■ 우수 제조 시설 인증(GMP)	■ 안전성·유효성 평가(기술문서 등 심사)	■ 유통품질관리기준 (GSP)	■ 수시 감시 ■ 기획 감시	■ 수거 검사 ■ 재평가, 재심사 ■ 표시기재 및 광고	■ 부작용 정보 수집 분석 ■ 환자 통보

(1) 사전관리

01 (시설) 의료기기가 안전하고, 유효하며, 의도된 용도에 적합한 품질의 제품을 일관성있게 생산할 수 있도록 의료기기의 설계, 개발, 제조, 시판 후 관리 등 전 과정에 대하여 심사하여 GMP 인증을 하고 있으며, 의료기기는 GMP 기준에 적합한 인증을 받은 시설에서만 제조를 할 수 있다.

02 (품목) 의료기기 품목에 대한 안전성·유효성 평가는 품목 등급에 따라 상이하다. 1등급 의료기기의 경우 신고서를 작성하여 의료기기 정보기술 지원센터에 신고하여야 하며, 2등급 의료기기의 경우 안전성 및 성능에 대한 입증자료인 기술문서심사적합통지서를 기술문서심사기관으로부터 발급 받아 의료기기 정보기술 지원센터에 인증 신청을 해야 한다. 3·4등급 의료기기의 경우 기술문서심사자료 및 임상시험자료를 토대로 식품의약품안전평가원에서 안전성·유효성을 심사하고 있다.

(2) 유통관리

의료기기의 유통과정에서 변질, 오염 등으로 소비자 피해를 예방하기 위하여 의료기기 유통품질관리기준을 마련하여 온·습도 유지 및 입출고 관리, 제품별 보관 장소 분리 등의 기준을 마련하여 적용하고 있다. 또한 의료기기 수리 시 의료기기 성능에 중요한 영향을 미치는 부품에 대하여는 원제품과 동일한 제품을 사용하도록 하여 품질저하를 방지하고 있다.

(3) 사후관리

01 (지도·점검) 인체에 중대한 피해나 치명적 영향을 줄 수 있는 제품을 선정하여 기획 감시를 진행하고 있다. 의료기기법령 위반여부를 확인하여 행정처분을 하고 있으며, 재발되지 않도록 위반사항별로 조치 결과를 보고하는 시정 및 예방조치 (CAPA)를 시행하고 있다.

02 (유통제품관리) 시중에 유통되고 있는 의료기기의 안전성과 성능이 허가(신고, 인증) 사항과 동일한지 여부를 확인하기 위하여 의료기기 수거검사를 진행하고 있으며, 허가 받은 제품이라 하더라도 최신의 과학 수준에서도 안전성과 유효성을 재검증하기 위하여 재평가제도를 운영하고 있다. 또한 거짓·과대광고를 통해 소비자를 현혹시키지 않도록 의료기기 광고 사전심의제도를 운영하고 있고, 거짓·과대광고 여부를 지속 모니터링하고 있다.

03 (부작용) 의료기기 사용 중 발생한 부작용 정보에 대하여 전국 17개 안전성정보모니터링 센터 및 의료기기 취급자로 하여금 부작용 신고를 하도록 하여 부작용 정보를 수집하고 있으며, 수집된 정보에 대하여 위해정도, 인과관계, 발생빈도 등을 분석하여 제품 회수, 사용중지, 허가사항 변경, 제조공정 개선 등의 조치를 하고 있다.

3) 신기술 의료기기 허가 · 관리체계 마련

ICT 융복합 및 인공지능(AI) 기술이 접목된 첨단기기, 3D 프린팅 및 로봇기술 등에 기반한 맞춤형 기기 등 차세대 의료기기 개발 가속화에 따라 첨단제품이 환자치료에 신속히 사용될 수 있도록 허가심사 방안을 마련하고 있다.

4) 체외진단제품 특성에 맞는 안전관리체계 구축

식약처는 의료기기와 구별되는 별도의 안전체계를 마련하고자 가칭 「체외진단제품법」의 제정법안을 추진 중에 있다. 또한, 2등급 체외진단 의료기기에 대해서는 보다 신속한 인증이 이루어질 수 있도록 의료기기 정보기술 지원센터에서 인증업무를 수행하도록 하였고(2017.1~), 자가검사용 체외진단의료기기의 올바른 사용방법 등 안전하게 사용할 수 있도록 안전사용 정보를 제공하고 있다.

5) 의료기기 허가 · 건강보험 연계로 국민 안전망 강화

신기술 의료기기의 신속한 사용 환경을 조성하고자 의료기기 허가(식약처), 요양(비)급여대상여부 확인(심평원), 신의료기술평가(복지부, 한국보건의료연구원) 절차를 통합하여 운영하고 있으며, 의료기기 허가 · 건강보험 정보연계시스템 구축 등을 추진하고 있다.

6) 차세대 염기서열분석 임상검사실 인증제 정착

최첨단 NGS(Next Genertion Sequence) 장비를 임상에 적용할 수 있는 NGS 임상검사실 인증제를 2016년 7월에 도입하였으며, 의료기기의 안전성과 유효성을 평가하면서 장비 자체에 대한 평가뿐만 아니라 해당 임상검사실의 품질 관리체계, 숙련도, 검사성능 등을 종합평가 할 수 있는 차세대 유전자 분석기술의 보편화를 위한 기반을 구축하였다.

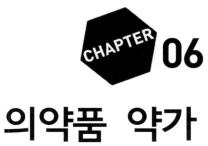

CHAPTER 06

의약품 약가

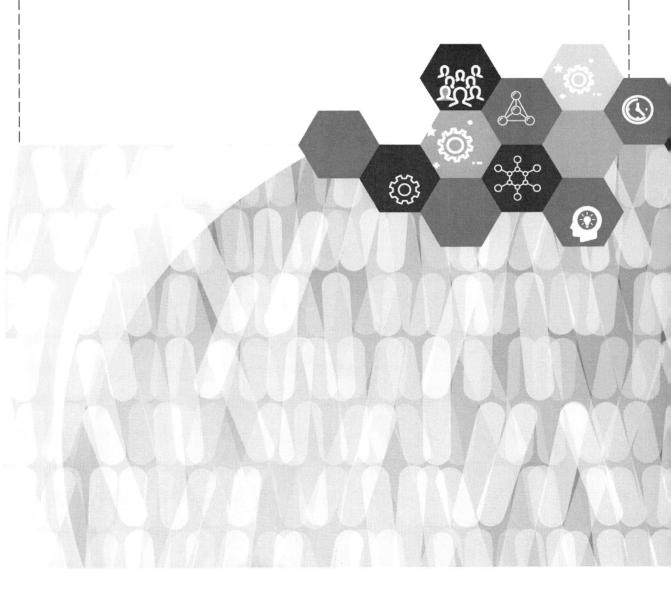

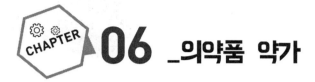

06 _의약품 약가

01. 신약의 약가결정

약가결정은 의약품의 사전허가 및 사후관리에서 나아가 각종 약가 정책을 통해 약가에 대한 규제를 실시하고 있다. 구체적으로 보건복지부의 건강보험 약제비 적정화 방안에 따라, 건강보험심사평가원에서 의약품의 경제성 평가를 실시하며, 이 자료를 토대로 국민건강보험공단이 약가에 대한 협상을 제약사와 하여 보험약가를 최종적으로 결정한다. 국민들이 더 빠르게 신약의 보험혜택을 받을 수 있도록 약제 보험등재 관련 절차를 개선하고 있다.

신약의 경우 건강보험심사평가원에서 급여적정성을 평가한 후 임상적 유용성과 비용효과성을 입증하는 약제는 60일 이내에 건강보험공단과의 약가협상을 거치도록 하고 있다.

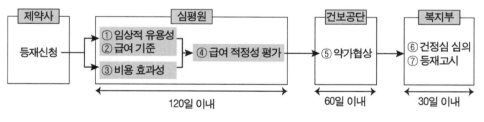

그림 6-1. 신약의 약가결정 절차

02. 약가규제

정부는 의약품의 사전허가 및 사후관리에서 나아가, 각종 약가 정책을 통해 약가에 대한 규제를 실시하고 있다. 구체적으로 보건복지부의 건강보험 약제비 적정화 방안에 따라, 건강보험심사평가원에서 의약품 경제성 평가를 실시하며, 이 자료를 토대로 국민건강보험공단이 약가에 대한 협상을 제약사와 하여 보험약가를 최종적으로 결정한다. 이러한 경제성 평가와 더불어, 대체 가능 약제 총 투약비용 OECD 및 싱가포르와 대만의 가격, 상대비교가, 해당 품목의 비교대상 국가 내 가격 등을 종합적으로 고려하여 보험약가가 결정된다. 또한 약가는 의약품이 최초로 출시될 당시 결정된 이후에도 3년 주기로 재평가된다. 정부의 약제비 절감정책은 2003년부터 실시되어 왔다. 제약업체들은 이러한 약가재평가제도에 다양한 방식으로 대응하고 있다. 주성분의 함량을 바꾸어 새로운 약품으로 다시 출시하거나 다른 성분을 추가하여 복합제로 출시하기도 하며, 제형을 변경하여 복용방법의 차별화로 출시하기도 한다. 제약업체들은 이러한 대응을 통해 약가재평가로 인한 보험약가 인하효과를 최소화하고 있다.

현재 우리나라의 약가제도는 신약개발을 장려하고 우수한 신약을 적절한 가격으로 보상하여 제약산업의 성장을 도모하는 제도보다는, 보험자의 관점에서 지출을 최대한 억제하고 약제비를 절감하는데 중점을 둔 통제 위주의 제도라고 할 수 있다. 이러한 약제비 통제로 인한 급여제한 혹은 비급여 의약품의 증가는 결과적으로 환자들에게는 의약품 접근성 제한을 유발시키고, 제약회사 입장에서는 신약을 개발하고도 투자비용을 회수하지 못하는 결과를 가져와, 궁극적으로 기업의 투자욕구를 저해하는 원인이 되고 있다. 실제로 국내의 낮은 약가로 인해 국내 개발 신약의 해외시장진출에 장애요인이 되고 있는 경우도 있다.

우리나라는 신약의 약가수준이 다른 나라들에 비해 매우 낮고 까다로운 보험등재 절차와 상대적으로 낮은 급여율로 인하여 비급여로 남아있는 품목이 많이 존재한다.

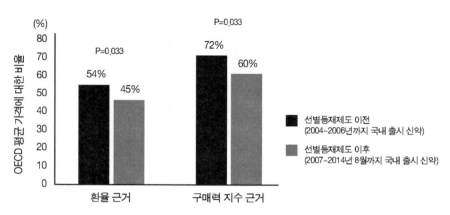

자료 : 우리나라와 OECD 국가의 평균 약가 수준 비교 연구(이의경, 2014)
2013년 8월의 공시 약가 자료에 기반한 비교

그림 6-2. 한국과 OECD 국가의 약가 수준 비교

1) 포지티브 리스트 시스템

포지티브 리스트 시스템(positive list system)은 2006년 보건복지부가 발표한 건강보험 재정건전화를 위한 약제비 적정화 방안의 일환으로 실시되었다. 이는 모든 의약품에 보험을 적용하는 이른바 네거티브 리스트 시스템(negative list system)과 반대되는 제도로서, 비용 대비 효과성이 높은 의약품만 보험에 선별적으로 등재하는 것을 말한다. 이를 통해 의약품의 경제성 평가를 정기적으로 실시해서 보험약가를 적정하게 유지하며, 소비자들이 보다 저렴한 가격으로 의약품을 구매할 수 있도록 하는 데 1차 목표가 있다. 포지티브 리스트 시스템을 실시하는 직접적인 이유는 건강보험 재정을 개선할 수 있기 때문이다. 기존의 네거티브 리스트 시스템은 식약처의 허가를 받아 보험약 등재 신청만하면 대부분 보험 목록에 등재할 수 있었다. 그 결과 유사한 의약품들이 불필요할 정도로 등재되어 보험혜택을 누려왔다. 따라서 포지티브 리스트 시스템을 실시함으로써 정부는 약제비 절감효과를 일정부분 실현하였다.

2) 특허제도와 약가

제약산업의 특징 중 하나는 특허제도와 연계된 약가제도이다. 특허를 보유한 오리지널 제품의 가격은 특허만료 이후의 가격과 차이를 두고 책정되는 것이 일반적이다. 이는 제약산업의 연구개발을 장려하기 위한 특허제도에 기반을 둔다. 의약품의 경우 한 개의 제품을 개발하기까지 많은 위험 요소와 더불어 엄청난 자본과 시간이 소요된다. 후보물질 중 최종적으로 시장에 출시되는 경우는 극히 소수에 그치고 임상단계별로 실패하는 경우가 많다. 따라서 특허로서 독점 판매를 일정기간 보장하지 않으면 시장진입 후 후발제품이 진출하기 전까지의 짧은 시간 동안 그동안 투자한 비용을 충분히 회수하기 어렵게 되기 때문에 대부분의 기업들이 막대한 비용을 지출해야 하는 연구개발 활동을 하지 않을 것이다. 이런 점에서 일정기간 독점 판매를 보장하는 것이 특허제도에 프리미엄 가격정책이다. 특허기간 동안에 신약을 개발한 특허권자는 제품개발에 소요된 연구개발비와 처음 시장에 진입하는 과정에서 투자한 광고비, 그리고 개발과정에서 실패한 수많은 후보물질들의 개발비용까지 포함하여 높은 가격을 책정하게 되고, 특정기간 동안 이 투자비용을 상회하는 이윤을 보상받는다. 많은 나라에서는 특허 이후에도 일정기간 동안 독점가격이 계속 유지되고 있다. 오리지널 개발사의 제품에 대한 로열티(royalty), 혹은 제품자체의 우월성이 일부 인정되어야 한다고 생각하고 있다. 약가를 지불하는 정부는 최근 특허가 만료된 이후 값싼 제네릭 제품의 이용을 독려하기 위한 다양한 정책을 내놓고 있다.

3) 의약품 허가—특허 연계제도

의약품 특허권자의 권리를 보호하고자 특허기간이 존속하는 동안 판매 허가와 특허를 연계해 복제약품(제네릭)의 시판을 금지하는 제도이다. 특허기간 도중 제네릭 시판 허가를 신청한 사람은 그 정보를 특허권자에게 통보하게 함으로써, 특허권자의 동의 없이 후발주자 제품이 판매되지 않도록 하는 것이 이 제도의 주된 목적이다.

4) 허가—특허 연계제도의 영향

우리나라에 허가-특허 연계제도가 시행되면서 어떤 변화가 발생할까? 2012년 발효된 한미 FTA가 3년여의 유예 끝에 2015년 3월 15일 시행됨에 따라서, 국내 제약사가 제네릭에 대해 식품의약품안전처에 허가 신청을 했을 때, 미국 제약사의 특허 침해 소송이 제기될 경우, 허가 절차가 자동 정지되도록 규정되어 있어서 특허권자의 동의나 묵인 없이는 제네릭이 판매될 수 없도록 허가 단계에서부터 강력한 규제가 적용되는 것이다. 즉 리베이트 쌍벌제 도입 이후 리베이트 투아웃제까지 시행되어 제네릭 영업환경이 크게 위축되어 과거와 달리 특정 제약사의 제네릭이 시장을 독과점 하기는 어렵고, 신약 출시 비중이 낮고 제네릭 비율이 높은 국내 제약업계 현실을 고려할 때 허가-특허 연계제도에 의해서 국내 제약사들의 제네릭 출시가 지연될 가능성이 크다. 또한 이에 따른 특허소송의 비율이 대폭 상승할 것으로 예상되고 있다.

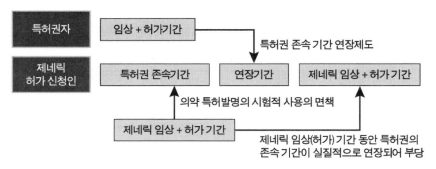

그림 6-3. 특허존속기간 연장 및 시험적 사용면책

5) 생물의약품 확대 적용에 대한 반발

허가-특허 연계제도가 미치는 범위는 어디까지인가? 2010년 3월 미국 의료 개혁 법안(Affordable Care Act), 즉 오바마케어에 생물학적 제제 약가 경쟁 및 혁신법(BPCIA, Biologics Price Competition and Innovation Act)을 포함한다. BPCIA는 바이오신약 허가 후 4년간 바이오시밀러 허가 신청 금지, 바이오신약 허가 후 4년간 자료독점권(Data exclusivity) 및 8년간 별도의 후속 시장독점권(Market exclusivity) 부여, 최초 대체 가능 바이오시밀러(Interchangeable biosimilar) 허가 후 최소 1년간 독점권 부여(특허 소송 여부 및 합의 여하에 따라 12~42개월 간 여타 대체 가능 바이오시밀러 허가 불가), 바이오신약 개발자 및 바이오시밀러 개발자 간 특허 정보 교류(Patent dance) 규정. 즉 바이오신약은 허가 후 자료독점권 4년 및 시장독점권 8년, 특허 출원 후 20년(특허 등록 평균 4년 소요, 임상 개발 기간 감안 시 평균 잔존 특허 기간 10~12년) 경과 시 독점권이 상실된다.

미국 공중보건 서비스법(Public Health Service Act) 351(i)는 특허 정보 교류(Patent dance)를 규정하고 있다. 바이오신약 개발자와 바이오시밀러 개발자는 예상특허 침해 목록 교환, 특허 분쟁 관련 합의 조정 절차를 수행한다. 바이오시밀러 개발자는 바이오신약 개발자에게 바이오시밀러 시판 180일 전 바이오시밀러 시판 사실 고지 의무가 있다.

최근 실제 예를 살펴보면 다국적기업 얀센은 2015년 3월 셀트리온의 '램시마'가 오리지널 제품의 '레미케이드'의 물질특허를 침해했다며 특허 침해소송을 제기했다. 얀센측은 레미케이드 성분 항체를 배양하기 위해 배지에 관한 특허가 남아있다는 주장으로 특허 침해소송을 제기한 것이다. 물질특허는 바이오 의약품 제조 물질에 부여하는 원천기술의 특허이다. 이런 이유로 '램시마'의 미국출시 일정이 지연될 수 있다는 예측이 나왔다. 미국 공중보건 서비스법(Public Health Service Act) 351(i)는 특허 정보 교류(Patent dance) 규정에 따라 바이오시밀러 개발자는 바이오신약 개발자에게 바이오시밀러 시판 180일 전 바이오시밀러 시판 사실 고지 의무가 있다. 2016년 4월 5일 미국 식품의약품(FDA) 판매허가를 받은 '램시마'는 오리지널 '레미케이드' 특허가 기각되어 미국 시장에서 판매할 수 있게 되었다. 2015년 2월 미국 특허청이 '레미케이드' 특허 재심사에서 특허 거절을 통보했기 때문에 셀트리온의 승소했다. 셀트리온 '램시마'는 세계최초 항체 바이오 시밀러이자 자가 면역치료제이다. 2012년 7월 한국 식품의약품안전처를 통해 시판허가를 받았고 2013년 8월 유럽의약품청(EMA)으로부터 판매허가를 받았다. '램시마'가 속한 TNF-알파(TNF, tumor necrosis factor) 억제제 세계 시장규모는 35조 원에 이른다. 미국시장만 20조 원 규모다. '램시마'의 오리지널인 '레미케이드', 에브비의 '휴미라' 암젠의 '엔브렐' 등 3개 바이오 신약이 시장을 점유하고 있다. '레미케이드' 시장 규모는 약 15조 원이다.

한국정부는 생물의약품 허가에 평균 10개월이 소요되고, 일부 생물의약품 분야에서는 우리나라가 강점이 있으므로 큰 피해가 없다고 하지만 앞으로 개발될 신약들 중 바이오 의약품의 규모가 점차 커지고 있으며 대부분 매우 고가이므로 바이오 시밀러의 출시가 조금이라도 지연될 경우 그 피해는 막대할 것으로 예상된다. 이러한 상황에서 한미 FTA에는 포함되지 않았지만 허가-특허 연계제도와의 균형점을 찾기 위해 도입된 제도가 바로 우선판매품목허가제이다.

6) 우선 판매품목 허가제

우선 판매품목 허가제는 제네릭 의약품 제조업자의 특허도전을 장려하기 위한 제도로서 최초로 특허도전에 성공한 퍼스트 제네릭 제조업자에 일정기간 독점적 판매권을 부여하는 내용을 담고 있다. 제네릭 배타적 판매권(사용권), 제네릭 독점권이라고 표현되기도 하는데, 독점판매권을 확보하려면 다음과 같은 조건을 만족해야 한다.

A. 가장 먼저 특허소송을 청구하거나 승소해야 함

B. 가장 먼저 허가를 신청해야 함

- 최초의 특허소송으로부터 14일 이내에 특허소송을 청구하는 경우 모두 최초 청구자로 인정
- 같은 날 허가신청서를 접수하는 모든 제품에 대해 동시에 허가를 청구하는 것으로 인정

미국은 퍼스트 제네릭 제조업자에게 180일의 독점 판매권을 인정하는 것에 반해, 개정 약사법은 9개월의 우선판매품목허가기간을 인정하고 국민건강보호법에 따른 요양급여 신청 약제인 경우 최장 2개월의 연장까지 허용하는 점에서 퍼스트 제네릭 제조업자에 강한 독점권을 부여한다는 평가가 존재한다.

7) 제네릭 의약품 제조업자에 미칠 영향

미국법 : Hatch-Waxman Act(1984년 시행)
Drug Price Competition and Patent Term Restoration Act : 약가경쟁을 위해 제네릭 의약품 도입을 촉진하고 신약특허의 임상허가 기간을 특허존속 기간에서 보충해주기 위한 법안

– 제도 입법과정
1980 Patent term restoration Act : 임상 및 허가로 인해 실시하지 못했던 특허기간을 보상
1983 Drug price competition Act : 제네릭의 약품 도입 촉진 법안
1983 Roche–Bolar case : 특허 기간중 연구 및 허가를 위한 예외적 특허실시를 규정

1984 Drug Price Competition and patent Term Restoration Act

1994 1차 개정 : 퍼스트제네릭 독점권 적격 및 법원판결 조항 개정
1996 2차 개정 : 동일한 날짜에 신청한 제네릭에 대한 복수의 퍼스트제네릭 독점권 허용
2003 Medicare Act(3차 개정) : 퍼스트제네릭 독점권 실효조항 신설

신약 허가권자와 제네릭 허가 신청자의 이익균형을 맞춘 법안

그림 6-4. Hatch-Waxman Act.

허가-특허 연계제도의 도입과 균형을 이룬다는 의견과 오리지널 의약품의 특허를 침해하지 않는다 하더라도 대다수 제네릭 의약품의 출시가 봉쇄될 위험이 있다는 의견이 상충

하지만 후자의 의견이 더욱 설득력 있는 추세이다. 그렇다면 어떤 방식으로 이 제도가 의약품 허가-특허 연계제도와 균형을 이룰 수 있을까?

8) 의약품 허가-특허 연계제도와의 균형

◇ A사 : 오리지널 약물 특허 보유 제약사

◇ B사, C사 : 제네릭 제약사

허가-특허 연계제도만 존재할 때, B사가 A사에 대한 특허도전을 최초로 성공했을 시 제네릭 판매 허가를 얻어서 시장에 진출할 수 있다. 이때, 많은 시간과 비용을 소비하게 된다. 하지만 C사는 별도의 특허 소송 과정 없이 First 제네릭사인 B사의 성공 판례, 오리지널과 B사 제네릭의 임상 결과를 이용하여 시간과 비용의 소비를 최소화 하면 시장 진입이 가능해진다. 때문에 B사는 제품 판매로 얻는 수익만으로 그 동안의 소비 비용을 상쇄할 수 없고 cost-effective하지 못하게 된다. 이러한 상황을 방지하기 위해서 우선 판매품목 허가제를 제정해 C사도 특허도전에 성공해야만 제네릭 판매를 허가받을 수 있게 된다. B사만 특허도전에 최초로 성공하게 된다면 제네릭 배타적 판매권을 9개월간 보장받아 오리지널 제품과 1:1로 경쟁하게 된다. 또한, B사와 C사 모두 특허도전에 최초로 성공하면 9개월간 제네릭 독점권을 공동소유 하는 것이다. 하지만 여전히 이 제도의 도입을 둘러싸고 굉장히 논쟁이 많은 상황이다. 어떤 면에서 논란이 있는지 살펴보면 다음과 같다.

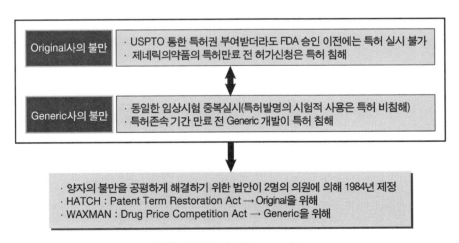

그림 6-5. Hatch-Waxman Act.

9) 우선판매품목허가제의 문제점과 반대 의견

(1) 오리지널 업체와 제네릭 업체 간의 담합 우려

제도를 악용하여 특허권자와 퍼스트 제네릭사 사이의 제네릭 시판을 연기하는 담합(역지불 합의)이 가능하다. 미국에서는 이와 같은 담합행위가 기승을 부리고 있어 이 제도를 없애야 한다는 의견이 많아지고 있다. 식약처는 이에 대해 약사법과 국민건강보험법 개정을 통해 이 같은 담합행위가 근절될 수 있다고 주장하지만 담합행위는 당사자 외에는 적발하기 힘들며, 담합으로 얻어낼 수 있는 이익은 과징금 액수보다 크다는 것이다.

(2) 다양한 제품들 사이의 가격경쟁 차단

현행 약가 제도에서도 퍼스트 제네릭 의약품은 제약산업 육성 및 지원에 관한 특별법에 의해 1년간 최대 14%까지 더 높은 약가가 적용되고 있다. 특히 먼저 시장에 진입한 제네릭 의약품이 시장 점유율이 높기 때문에 이 제도가 존재하지 않아도 각 제약사들은 빠르게 특허에 도전할 것으로 예상되는 것이다. 오히려 이 제도가 존재한다면 독점권에 의한 가격경쟁의 차단 가능성이 있을 것이라고 보고 있다.

최근 특허가 만료된 노바티스의 골수암 치료제 '글리벡'의 경우 15개 업체가 뛰어들어 상한가의 60%가량을 자진 할인한 업체가 생겨날 정도로 가격 경쟁이 첨예하지만, 이 제도가 시행되게 되면 이와 같은 치열한 가격 경쟁은 찾아보기 힘들어지고, 환자들은 경제적인 의약품을 접할 기회가 줄어들게 될 것이다.

(3) 후발 제약회사의 경쟁력 약화

후발 제약회사는 오리지널 외에도 이미 9개월간 시장을 선점한 퍼스트 제네릭과의 경쟁을 해야 하는데 현실적으로 이미 많은 양의 market share를 오리지널과 퍼스트 제네릭이 선점했을 것임으로 독점권을 가지지 못한 제약사들의 시장진입을 늦추거나 경쟁을 막는 효과를 낼 것이다.

03. 우리나라 약가등재제도

우리나라는 상대적인 임상적 유용성 및 비용효과성에 근거하여 건강보험 급여 및 가격이 결정되는 선별등재제도를 운영하여 왔으며, 경제성평가가 약가결정에 있어 핵심적인 역할을 해왔다. 이 제도에서도 '진료상 반드시 필요하다고 판단되는 약제'의 경우 경제성평가가 면제될 수 있는 기준이 있으나, 적용 기준이 극히 제한적이어서 실제로 이 기준을 만족할 수 있는 약제는 거의 적어 경제성평가 요건 충족이 어려운 항암제나 희귀질환 약제들의 경우 등재가 지연되는 사례가 다수 발생하였다. 이에 따라 정부는 선별등재제도 과정에서 나타난 일부 문제점을 보완하고 환자 접근성을 개선하기 위해 2013년 위험분담제도(Risk Sharing)를 도입하고 경제성평가에서의 비용효과 판단기준인 ICER(Incremental cost-effectiveness ratio, 점증적 비용 효과비) 역치를 탄력적으로 적용하고 있다. 더불어 경제성평가 특례제도, 임상적 유용성개선 인정 시 비교약제 개별 약가수준을 인정하여 대체약제 가중평균가격 수용 시 약가협상 면제제도 등을 2015년에 도입하는 등 이전보다 개선된 절차적 · 방법적 장치를 마련했다.

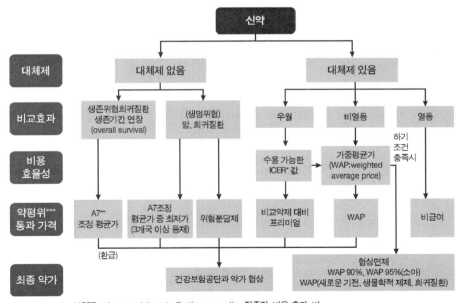

* ICER : Incremental cost-effectiveness ratio, 점증적 비용-효과 비,
** A7 : 미국, 일본, 영국, 독일, 프랑스, 스위스, 이탈리아
*** 약평위 : 심평원 약제급여평가위원회

그림 6-6. 현행 신약 등재

1) 위험분담제도

현재 위험분담제는 대체 가능하거나 치료적 위치가 동등한 제품 또는 치료법이 없는 항암제나 희귀질환치료제 중 일부에 대해 적용된다. 규정상 적용할 수 있는 유형은 환급형, 총액제한형, 환자단위 사용량 제한형, 조건부 지속치료형 등 여러 가지가 있으나 실제로는 경제성평가를 의무화한 조건 때문에 주로 환급형으로 제도가 운영 중이다.

현행 위험분담제의 경우 적용 대상과 유형이 제한되는 것 이외에도, 4년의 계약기간제한, 계약기간 내 급여확대불가, 위험분담 기간 중 치료적 동등약제가 존재하게 될 경우 계약 연장불가 등 여러 가지 제한조건이 많다.

2) 경제성평가 특례제도

경제성평가 특례제도는 대체제가 없고 환자수가 적어 상대적으로 근거 생성이 곤란한 희귀질환 치료제의 경우에 한해 경제성 평가자료를 생략하고 조정가 기준 A7 국가의 최저가 적용을 가능하게 한 규정이다. 선별등재제도의 취지를 훼손하지 않으면서 근거생성이 어려운 희귀질환치료제 및 항암제 중에서 임상적 필요도와 제외국의 등재수준 등을 고려하여 제한적으로 적용된다.

3) 경제성평가에서 ICER 역치 탄력 적용

ICER(Incremental cost-effectiveness ratio, 점증적 비용-효과비)는 효과 한 단위 당 어느 정도의 비용이 소요되는 지를 나타내는 지표로, 비교 대안과 비교한 비용의 증가분(ΔC)을 효과의 증가분(ΔE)으로 나누어 구한 값을 말한다. 비용-효과성을 판단하는 지표로 흔히 사용되며 환자가 1년간 생명을 유지하는 데 필요한 약값으로 통상 국민 1인당 GDP 수준으로 정한다. 2013년 11월부터 ICER 탄력적용이 이뤄져 그동안 1GDP 수준인 2500만 원에서 2GDP 수준인 5000만원까지로 적용받고 있다. 그러나 2016년 복지부 국정감사 자료에 의하면 2012년까지는 우리나라 국민 1인당 GDP인 2500만원(2만4000달러) 수준에서 평가됐는데, 2013년부터 '2GDP' 수준인 5000만원 수준으로 갑자기 인상되었다고 지적했다. 이 ICER 역치 탄력 적용은 질병의 중증도, 사회적 요구도, 의약품의 혁신성 등을 고려하여 다소 차별화하여 적용하겠다는 취지를 갖고 있으나, 그 규정 또한 대체 가능하거나 치료적 위치가 동등한 제품 또는 치료법이 없는 항암제나 희귀질환치료제 중 일부에 한해 적용되는 것으로 알려졌다.

4) 임상적 유용성 개선 인정 시 비교약제의 개별 약가 수준 인정

신약약가 결정 시 임상적 유용성 개선 가치 반영을 위해 효과 개선, 부작용 감소, 편의성 등이 개선되었다고 인정되는 경우, 기존의 '대체약제 가중평균가' 이하로 인정되던 기준이 '비교약제 개별약가 수준'까지 인정되는 것으로 변경되었다.

5) 약가협상 면제제도

약가협상 면제제도는 협상 절차의 생략을 통해 보험등재기간을 단축시켜주는 제도이다. 세부적으로 내용을 살펴보면, 신청약제와 대체약제 비교 시 임상적 유용성이 유사한 수준으로 '대체약제 가중평균가'로 급여 적정성을 인정받는 경우 제약사가 대체약제의 가중평균가(신약의 특성에 따라 90~100%)를 수용하면 건강보험공단과의 상한금액 협상(60일)을 생략할 수 있게 한 제도이다.

6) 희귀의약품

현재 일부 항암제 및 희귀질환치료제에 대해 적용하고 있는 경제성평가 예외 혜택을 받을 수 있는 희귀의약품은 극히 제한적이다. 이는 현재 지침이 희귀난치성질환산정특례에 해당되는 희귀질환치료제에 한해 이들 예외조항을 적용하는 것으로 해석하고 있기 때문이다. 그러나 산정특례는 과도한 본인부담을 경감하기 위한 제도로써 이 기준이 환자의 접근성 개선을 위한 신약등재 절차의 기준이 되어서는 안 되며, 오히려 희귀의약품의 경우 소수의 환자를 대상으로 하는 제품 특성상 경제성평가를 위한 충분한 기초자료생산이 어려울 수 있어 경제성평가 예외 조항 등 별도의 절차가 필요하다.

7) 포괄수가제

(1) 포괄수가제란

포괄수가제는 의료서비스의 양과 질에 관계없이 질병군(또는 환자군) 별로 미리 책정된 정액 진료비를 의료 제공자에게 지불하는 제도이다.

(2) DRG(Diagnosis related groups)란

DRG는 병원경영개선을 목적으로 개발된 입원환자 분류체계로 진단명, 부상병명, 수술명, 연령, 성별, 진료결과 등에 따라 유사한 진료내용 질병군으로 분류한다. 이때 하나의 질병군을 DRG라 한다.

(3) 적용 대상 : 7개 질병 입원진료 환자

① 백내장 수술 ② 편도선 수술 ③ 맹장 수술 ④ 탈장 수술 ⑤ 치질 수술
⑥ 제왕절개수술 ⑦ 자궁 수술

8) 약가협상 세부지침 용어

- **사용량 약가 연동제** : 약제급여목록 및 급여 상한금액표에 등재된 약제에 대하여 예상 청구액을 초과하거나 보건복지부장관이 정하는 비율이나 금액이상 증가한 경우 이미 고시된 약제의 상한금액을 조정하는 것을 말한다.

- **동일제품군** : 약제급여목록표상의 업체 명. 투여경로, 성분 및 제형이 모두 동일한 약제들을 말한다.

- **협상등재약제** : 공단과의 약가협상에 의하여 약제급여목록표에 등재된 약제를 말한다.

- **산정등재약제** : 약가협상에 의하지 않고, 약제급여목록표에 등재된 약제를 말한다.

- **청구액** : 요양급여비용 총액을 의미하며, 본인부담금의 청구분을 포함한다.

- **협상대상제외약제** : 보건복지부장관이 사용량 협상 대상에서 제외하여 협상을 명하지 않는 약제를 말한다.

- **재협상약제** : 약제의 결정 및 조정 기준 제8조 제2항 제4호에 따라서 재협상하는 약제를 말한다.

- **사전인하약제** : 요양급여기준 제13조 제4항 제2호 및 약제의 결정 및 조정 기준 제8조 제2항 제2호에 의하여 상한금액이 조정된 약제를 말한다.

- **예상청구액** : 요양급여기준 제11조의2 제8항에 따라 공단과 업체가 합의한 요양급여 비용의 예상청구액을 말한다.

◉ **환급액** : 업체가 약제의 결정 및 조정 기준 제8조 제2항 제4호에 따라서 재협상하는 경우 협상이 지연된 만큼의 재정 지출분에 대하여 공단에 환급해야 하는 환급액과 이에 대한 금융비용을 포함한 금액을 말한다.

◉ **금융비용** : 재협상약제의 협상이 지연된 기간 동안 발생하는 이자 등을 보전하기 위하여 그에 상응하여 공단이 업체에 징구하는 비용을 말한다.

04. 바이오의약품 약가

바이오의약품의 경우 일반 화학의약품과는 달리 원료생산에서 완제품 생산에 이르는 절차가 복잡하고 복제 또한 쉽지 않으며, 공정 및 보관과정에서도 많은 비용이 소요되는 특성으로 인해 원가가 화학의약품에 비해 상당히 높다. 그러나 이러한 특성이 충분히 고려되지 않고 일반 화학의약품과 비교하여 가격 평가가 이루어지므로, 보험등재를 어렵게 하는 요인이 되고 있다.

2017년 전세계 바이오의약품 시장 규모는 약 2200억 달러로 전체 의약품시장(2016년 기준 약 1.1조 달러)의 약 20%를 차지하였고, 2020년에는 전체 의약품시장의 약 27%를 차지할 것으로 예상된다. 바이오의약품은 항암제와 류마티스 질환 치료제 등의 분야에서 괄목할 치료 효과를 나타내고 있으나, 약가가 기존 화학 의약품에 비하여 상당히 고가인 관계로 환자 접근성이 떨어진다. 허가특허연계제도로 익숙한 Hatch-Waxman Act는 원래 제네릭 의약품의 개발 비용 및 시간을 절감하기 위하여 제정된 법이다. 동법 제정 이전에는 제약회사가 제네릭 의약품을 허가 받기 위해서 신약과 마찬가지로 자체적으로 임상시험을 시행하여 안전성 및 유효성을 입증하여야 하였으나, 1984년 동법을 제정함으로써 오리지널 의약품의 임상시험 정보를 원용하여 제네릭 의약품 허가를 받을 수 있도록 한 것이다. 더 나아가, 의사가 대체조제 금지를 처방전에 표시하지 않는 이상, 약사의 대체조제가 가능하다. 바이오시밀러는 관계자들의 이해관계를 조율하면서 바이오시밀러의 시장 진입을 보다 원활하게 하기 위하여 2010년부터 시행된 법이 BPCIA(Biologics Price

Competition and Innovation Act)이다. BPCIA법에서 바이오시밀러에 대한 허가는 biosimilarity 허가와 interchangeability 허가로 구분된다.

Biosimilarity 허가를 위하여 분석 연구, 동물실험 및 임상시험 자료가 요구되는데, 임상시험 자료는 안전성(safety), 순도(purity) 및 강도(potency)를 입증할 수 있는 약동학 또는 약역학적 평가 자료가 필요하다.

Interchangeability 허가를 위해서는, 위와 같은 biosimilarity 허가 요건에 더하여, 오리지널 의약품과 동등한 수준의 임상 결과 및 오리지널 의약품을 해당 바이오시밀러로 교체 투약하였을 때 발생할 수 있는 안전성이나 효능 감소 문제가 오리지널 의약품을 계속 사용하였을 때와 비교하여 크지 않다는 점이 인정되어야 한다. 즉, interchangeability 허가를 위해서는 대규모 교차 투약 임상시험의 시행이 불가피하고, 상당한 비용 및 시간이 소요된다. 이에 대한 반대급부로 최초 interchangeability 허가약제에는 1년 동안 독점권(다른 바이오시밀러에 대한 interchangeability 허가금지)이 주어진다.

2013년 발표된 한 연구에 의하면 유럽에서 바이오시밀러의 약가는 오리지널 의약품에 비하여 평균 25% 낮았고 그로 인한 유럽에서의 비용 절감 효과가 2020년까지 총 150~440억 달러에 달할 것으로 예측되었는데, 이는 Hatch-Waxman Act에 의한 제네릭 의약품허가 요건 완화로 인하여 미국에서 1999년부터 2010년 사이에 약 1조 달러의 비용 절감 효과를 거둔 것과 비교하여 경미한 것이다. 바이오시밀러의 약가 인하 효과가 제네릭 의약품에 비하여 크지 않은 것은 바이오시밀러의 높은 제조비용과 마케팅 비용 때문이다. 제네릭 의약품이 오리지널 의약품과 동일한 화학식을 가지는 동일한 성분으로 구성되는 반면, 고분자인 바이오시밀러는 분자 구조의 3차원적 복잡성으로 인하여 오리지널 의약품과 성분이 100% 동일하다고 보기 어렵다. 또한, 비교적 단순한 합성 과정을 통해 제조되는 제네릭 의약품과는 달리, 숙주 선정, cell line 동정, 배양 환경 설정 및 정제 과정 등 제조 공정 전반의 다양한 요소가 최종 산물인 바이오시밀러의 특성 및 활성에 영향을 미치는 관계로, 제조 공정의 질 관리가 매우 중요하다. 이와 같은 차이는 높은 제조비용으로 연결된다. 제조비용은 설비의 대형화 등 규모의 경제를 통해서, 마케팅 비용은 interchangeability의 적극적인 허가 등 규제 개혁을 통해서 절감할 수 있다. 오리지널 의약품과의 구조적, 기능적 동일성이 담보되지 않는 관계로, 모든 바이오시밀러가 대체조제의 대상이 되지 못한다. 바이오시밀러가 대체조제 대상이 되기 위해서는

interchangeability 허가를 받아야 하는데, 이를 위해서는 위에서 대규모 교차 투약 임상
시험을 시행하여야 하고 막대한 시간과 비용이 소요된다.

05. 약가제도 개정

2015년에 시행된 약제의 결정 및 조정 기준 개정안 내용은 다음과 같다.

1) 약제급여목록 일제 정비

이를 위해 우선 보험약제의 제품명, 업체명, 단위, 상한가격 등이 관리되는 '약제급여목
록'을 일제 정비한다. 그동안 허가방식의 변경 등에 따라 포장단위(병, 관 등)와 계량단위
(ML, mL 등) 표기가 혼재되어 있었다. 또 일부의약품(액상제, 외용제 등)은 최소단위로
등재되어 생산규격단위 약가 등을 고려 시 고가의약품으로 추정되는데도 최소단위로 등
재되어 저가의약품으로 보호되는 불합리가 발생하기도 했다.

실제 시럽제인 OO시럽의 경우 1포(20㎖)로 유통되므로 생산규격단위 약가가 200원
으로 시럽제의 저가의약품 기준선인 20원보다 비싼 고가의약품이나, 최소단위(1㎖당 10
원)로 등재되어 있어 저가의약품으로 선정되었다. 이번 일제정비는 목록관리를 시작한 이
후 처음이다. 이에 따라 공급내역과 청구내역 비교분석의 효율성을 높이기 위해, 등재단
위를 실제 유통되는 생산규격단위로 목록을 재정비하고, 표기방법 등을 통일했다. 약제급
여목록 품목 수는 2014년 9월 1일 16,375품목에서 17,725품목으로 증가했다.

이에 따라 약가인하에서 제외되는 저가의약품 기준을 재설정(생산규격단위 약가 하위
10% 수준의 값)하여 실제 생산규격단위 약가 등이 낮지 않음에도 저가의약품으로 분류되
었던 품목(약700여 품목)을 사후관리 대상에 포함시킨다.

< 예 시 >

	제품명	업체명	규격	단위	상한금액
현행	acyclovir 50mg				
	△△△크림(아시클로버)	○○제약	1	g	840

↓

	제품명 (총함량/규격)	업체명	규격	단위	상한금액
개선(안)	acyclovir 100mg (50mg/g)	①			
	△△△크림(아시클로버)_(100mg/2g)	○○제약	2	g/개	1,680
	acyclovir 150mg (50mg/g)				
	△△△크림(아시클로버)_(150mg/3g)	○○제약	3	g/개	2,520
	acyclovir 250mg (50mg/g)				
	△△△크림(아시클로버)_(250mg/5g)	○○제약	5	g/개	4,200
	②		③	④	

[기선내용]

① 주성분의 '총함량'과 '단위당 함량' 함께 표기
② 정확한 처방·조제를 위해 제품명에 '주성분 총함량'과 '규격' 표기
③ 최소단위(1g 등)로 등재된 품목을 실제 유통되는 생산규격단위로 등재
  * 다만, 경구시럽제 등 '분할조제용' 품목은 최소단위(1mL) 당 약가를 표시하여 요양 기관의 청구 혼선을 방지
④ 혼재된 규격단위를 대한약전(식약처) 등의 근거에 따라 통일 정비

그림 6-7. acyclovir 약제 급여

2) 약가산정기준 개선

신약이 아닌 약(개량신약, 제네릭 등)의 등재가격을 정하는 '약가산정기준' 중 일부 불합리한 부분을 개선한다.

특히 복합제의 경우 산정기준은 변경(2007년 이전, 단일제 100%의 합→ 2007~2009년, 단일제의 68%의 합→ 2011년 이후, 53.55%의 합)되었지만 과거 산정기준으로 등재된 일부는 가산대상에서 제외되지 않아 제네릭 등재 후 약가인하가 발생하지 않는 사례가 있었다.

복합제 약가의 산정기준이 된 단일제는 약가가 조정되었음에도 불구하고 구성 복합제는 연동하여 조정되지 않았지만 앞으로는 연동해서 약가인하를 하는 근거를 마련하였다. 이외에도 효과 개선, 부작용 감소, 복약 순응도 개선 등이 인정되는 약제는 급여 적정성 평가 시 '비교약제' 약가 수준까지 인정 등에 임상적 유용성 개선 약제의 가치를 반영하기 위한 기준이 개선된다. 비교약제는 약제급여목록에 등재된 대체 약제 중 가장 많이 사용되는 약제이다.

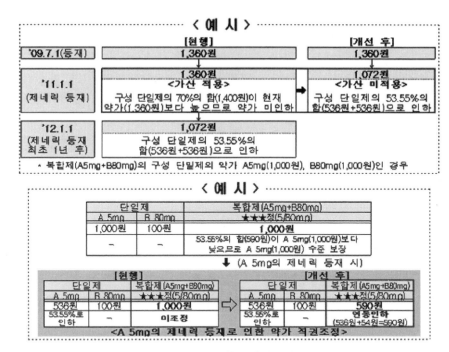

그림 6-8. 복합제 약제 등재

3) 약제 보험등재 관련 절차 개선

이와 함께 국민들이 더 빠르게 신약의 보험혜택을 받을 수 있도록 약제 보험등재 관련 절차를 개선한다. 신약의 경우 건강보험심사평가원에서 급여적정성을 평가한 후 임상적 유용성과 비용효과성을 입증하는 약제는 60일 이내에 건강보험공단과의 약가협상을 거치도록 하고 있다. 향후 경제성평가 없이 대체약제 가중평균가 수용 조건으로 급여적정성을 인정받은 약제의 경우, 그 가격의 90% 등을 수용하는 경우 약가협상 없이 등재할 수 있는 신속등재절차(fast track)를 추가 운영한다.

약가협상은 생략되더라도 예상 청구금액 협상은 등재 후 진행되도록 절차를 개선하여 사용량-약가 연동제 등 사후관리는 현행과 동일하게 적용된다.

4) 경제성평가 특례제도 신설

희귀질환치료제에 대한 환자의 접근성 제고를 위해 경제성평가 특례제도를 신설한다.

그간 대체제가 없거나 환자수가 적어 상대적으로 통계적 근거생성이 곤란한 희귀질환 치료제의 경우 경제성평가가 곤란하여 보험등재가 어려웠다.

앞으로는 이러한 희귀질환약제는 경제성평가가 곤란한 경우에도 'A7국가 최저약가' 수준(다만, 3개국 이상 등재된 경우)에서 경제성을 인정, 약가협상을 거쳐 등재되는 특례를 신설하기로 하였다.

또 등재 후 더 낮은 A7국가(미국, 영국, 독일, 프랑스, 이탈리아, 스위스, 일본)의 약가가 확인되면 국내 약가를 조정할 수 있도록 했다.

5) 약가인하 해당 금액 환급 근거 신설

신약의 글로벌 진출 지원을 위해 본격 글로벌 진출 시기에 사용량 약가 연동에 따른 약가인하를 일정기간 유예하는 대신 약가인하에 해당하는 금액을 환급할 수 있는 근거도 신설되었다. 보건복지부는 이번 약가제도 개선을 통해 희귀질환치료제 등 신약에 대한 환자 접근성을 높이면서 동시에 보험약제는 공평하고 엄격하게 관리하여 환자의 부담을 경감시켰다.

6) 가중평균가를 수용하여 심평원의 평가를 받은 신약의 등재절차 개선

가중평균가를 수용하여 심평원 평가를 마친 신약의 경우, 비용효과성 및 재정절감을 입증한 약제임에도 불구하고, 일반신약과 동일한 절차가 적용되어 공단 약가협상 과정을 거쳐야 한다.

기등재 의약품 목록정비(최대 20%, 2010~2012) 및 약가일괄인하(평균 14%, 2012.4)로 인해 등재된 의약품의 가중평균가는 이미 매우 낮아져 있는 상태이고 특허만료된 의약품의 경우 오리지널과 제네릭 가격이 53.55%이하로 낮아져 있다. 가중평균가란 구입한 약제 총액의 합을 총 구입량으로 나눈 값으로서, 병, 의원에서 처방되고 있는 제네릭을 모두 포함한 가격이다.

대체약제의 가중평균가를 선정시에는 특허 만료된 대체약제 및 그 제네릭들이 다수 포함되어 있어 거의 반값 수준인 53.55%로 이미 약가결정 기준 가격이 낮아져 있다. 따라서 실질적으로 대체약제의 가중평균가를 수용한 약제는 재정에 중립적인 영향을 미치게 된다. 이후 해당 신약이 특허 만료되어 제네릭이 진입할 경우, 또 다시 53.55%로 약가가 인하된다. 평균 15년 이상의 신약 개발기간 동안 대체약제의 가중평균가는 특허만료로 인한 제네릭 출시, 사용량-약가 연동제에 의한 가격인하 등으로 시간이 지날수록 급격하게 낮아지게 되고, 최초 등재 가격의 거의 반값에 해당하는 53.55%로 낮아지게 됨으로서 결국에는 용법·용량만을 개선한 개량신약의 산정약가(53.55*110%=58.9%)보다도 낮게 책정된다. 따라서, 가중평균가를 수용하여 심평원의 평가를 마친 신약의 경우, 공단의 협상을 면제해 주거나 다른 혜택을 주어야 한다.

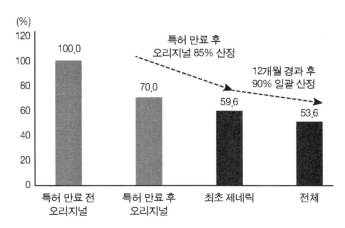

그림 6-9. 개정 제네릭 약가 산정 방식

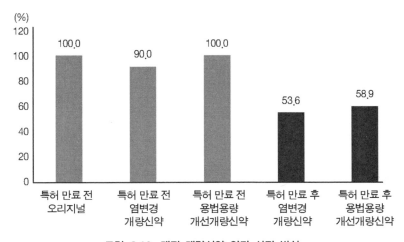

그림 6-10. 개정 개량신약 약가 산정 방식

7) 약가 사후관리

국내에 출시되는 신약은 매우 낮은 약가 수준으로 등재될 뿐 아니라 등재 이후의 약가 인하폭도 대부분의 선진국보다 크다.

　　사용량 약가 연동제, 시장형 실거래가제, 새로운 적응증 관련 약가 인하 등 오랫동안 지속되는 중복적인 약가 사후관리 기전과 제약시장 전체에 적용되는 추가적인 약가 인하 기전으로 인한 결과이다.

　　약가 사후관리 제도는 새로운 제도의 도입 시점마다 각각의 다른 필요성과 목적에 의하여 만들어졌고, 그 과정에서 제약산업을 둘러싼 보건환경과 약가인하 제도들도 많은 변화를 겪었으나, 약가 사후관리제도에 반영되지 못했다. 그 결과, 현재는 여러 가지 약가 사후관리 제도가 중복적이고 과도하게 적용될 뿐만 아니라, 각각의 사후관리 제도가 서로 상충되고, 적용 시 모순점도 나타나고 있다. 이러한 약가 사후관리 기전의 문제점으로 인해 제약사들은 등재 이후의 매출을 예측하기 어렵고, 또한 이러한 약가 인하기전으로 비교약제의 가격이 낮아지면서 향후 출시되는 신약의 약가를 낮추는 간접적인 요인이 된다. 과도한 약가 사후관리 기전이 신약개발 의욕마저 저하시키는 상황이 되지 않도록 제도를 개선할 필요가 있다.

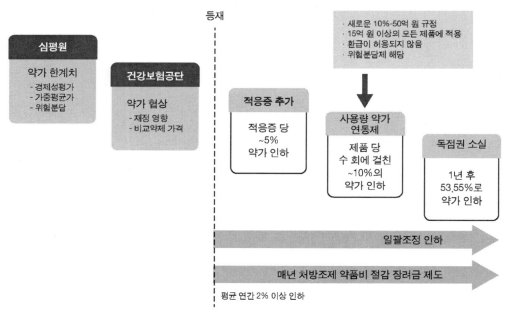

자료 : 건강보험심사평가원, 보건복지부 자료

그림 6-11. 한국의 약가등재기전

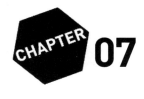
국민건강보험

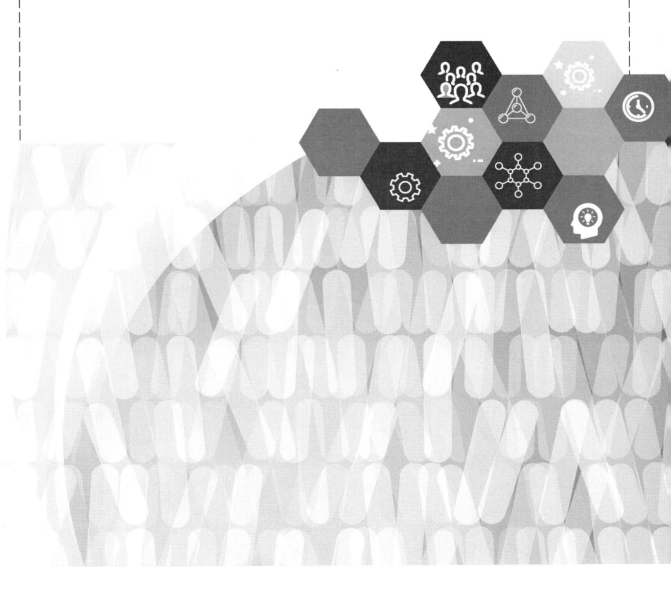

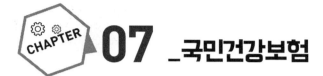

CHAPTER 07 _국민건강보험

01. 국민건강보험개요

1) 국민건강보험제도의 의의

건강보험제도는 질병이나 부상으로 인해 발생한 고액의 진료비로 가계에 과도한 부담이 되는 것을 방지하기 위하여, 국민들이 평소에 보험료를 내고 보험자인 국민건강보험공단이 이를 관리·운영하다가 필요시 보험급여를 제공함으로써 국민 상호간 위험을 분담하고 필요한 의료서비스를 받을 수 있도록 하는 사회보장제도이다.

2) 특성

(1) 의무적인 보험가입 및 보험료 납부

보험가입을 기피할 수 있도록 제도화될 경우 질병위험이 큰 사람만 보험에 가입하여 국민 상호간 위험분담 및 의료비 공동해결이라는 건강보험제도의 목적을 실현할 수 없기 때문에 일정한 법적요건이 충족되면 본인의 의사와 관계없이 건강보험가입이 강제되며 보험료 납부의무가 부여된다.

(2) 부담능력에 따른 보험료 부과

민간보험은 보장의 범위, 질병위험의 정도, 계약의 내용 등에 따라 보험료를 부담하는데 비해, 사회보험방식으로 운영되는 국민건강보험은 사회적 연대를 기초로 의료비 문제를 해결하는 것을 목적으로 하므로 소득수준 등 보험료 부담능력에 따라서 보험료를 부과한다.

(3) 균등한 보장

민간보험은 보험료 수준과 계약내용에 따라 개인별로 다르게 보장되지만, 사회보험인 국민건강보험은 보험료 부담수준과 관계없이 관계법령에 의하여 균등하게 보험급여가 이루어진다.

3) 법적근거

(1) 헌법

대한민국 헌법은 제34조 제1항 및 제2항에서 국민의 인간다운 생활을 할 권리와 이를 실현하기 위한 국가의 사회복지 증진의무를 규정함으로써 사회보장제도의 법적근간이 된다.

(2) 사회보장기본법

사회보장에 관한 기본법인 「사회보장기본법」 제3조는 '사회보장'이란 출산, 양육, 실업, 노령, 장애, 질병, 빈곤 및 사망 등의 사회적 위험으로부터 모든 국민을 보호하고 국민 삶의 질을 향상시키는 데 필요한 소득·서비스를 보장하는 사회보험, 공공부조, 사회서비스를 말한다고 하여 사회보장의 법적범위를 규정하고 있다.

(3) 국민건강보험법

국민의 질병·부상에 대한 예방·진단·치료·재활과 출산·사망 및 건강증진에 대하여 보험급여를 실시함으로써 국민건강을 향상시키고 사회보장을 증진함을 목적으로 하는 「국민건강보험법」이 국민건강보험제도를 구체화하고 있다. 이 법은 의료보험제도의 통합 운영에 따라 종전의 「의료보험법」과 「국민의료보험법」을 대체하여 제정되었다.

4) 기능과 역할

(1) 의료보장 기능

건강보험은 피보험대상자 모두에게 필요한 기본적 의료를 적정한 수준까지 보장함으로써 그들의 의료문제를 해결하고 누구에게나 균등하게 적정수준의 급여를 제공한다.

(2) 사회연대 기능

건강보험은 사회보험으로서 건강에 대한 사회공동의 책임을 강조하여 비용(보험료)부담은 소득과 능력에 따라 부담하고 가입자 모두에게 균등한 급여를 제공함으로써 사회적 연대를 강화하고 사회통합을 이루는 기능을 가지고 있다.

(3) 소득재분배 기능

질병은 개인의 경제생활에 지장을 주어 소득을 떨어뜨리고 다시 건강을 악화시키는 악순환을 초래하기 때문에 각 개인의 경제적 능력에 따른 일정한 부담으로 재원을 조성하고 개별부담과 관계없이 필요에 따라 균등한 급여를 제공하여 질병의 치료부담을 경감시키는 건강 보험은 소득재분배 기능을 수행한다.

5) 연혁

전국민 의료보험 실현(1989)	
1998	국민의료보험법 제정(공무원 및 사립학교 교직원의료보험관리공단과 지역의료보험조합 통합)
1999	국민건강보험법 제정 국민의료보험관리공단과 직장의료보험조합 통합
2000	국민건강보험법 시행(2000. 7. 1)
2008	노인장기요양보험법 시행(2008. 7. 1)
2011	사회보험 징수통합(건강보험, 국민연금, 고용보험, 산재보험)

02. 국민건강보험의 이해

1) 운영구조

(1) 보건복지부(MOHW : Ministry of Health and Welfare)

● 건강보험 제도관련 정책 결정

• 보험료율 및 보험료 부과기준, 요양급여의 범위 등을 결정하며 관리운영주체인 건강

보험공단의 예산 및 규정 등을 승인

- 세부적으로 급여결정 영역에 있어 신의료기술평가, 급여의 기준(방법, 절차, 범위, 상한 등)과 약제, 치료재료의 상한금액 결정 및 급여의 상대가치를 결정하고 고시

(2) 국민건강보험공단(NHIS : National Health Insurance Scheme)

◉ 건강보험 보험자

- 건강보험 가입자의 자격을 관리
- 보험료를 부과하고 징수
- 요양기관에 대한 비용지급
- 제약회사와 협상을 통해 약가결정
- 상대가치 점수당 단가(환산지수)계약 체결

(3) 건강보험심사평가원(HIRA : Health Insurance Review & Assessment Scheme)

◉ 심사 · 평가 전문기관

- 요양급여비용의 심사 및 요양급여의 적정성 평가
- 심사기준 및 평가기준의 개발

(4) 건강보험정책심의위원회

보건복지부 장관 소속 위원회는 건강보험법 제4조에 따라 설립된 기관으로, 건강보험 요양급여의 기준, 요양급여비용 · 보험료 등 건강보험정책에 관한 중요사항을 심의 · 의결하기 위한 보건복지부 장관 자문 및 의결기구다. 건강보험의 주요 결정은 모두 건정심 의결을 받도록 건강보험법에 명시되어 있다.

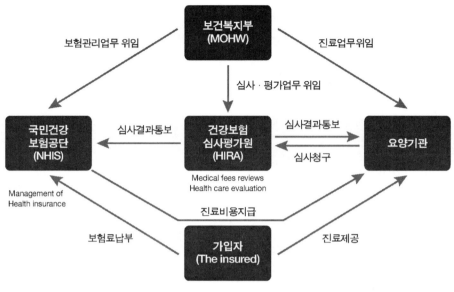

그림 7-1. 보건의료체계

2) 적용대상 및 인구

(1) 적용대상

건강보험은 직장가입자와 지역가입자로 적용대상을 구분하는데, 직장가입자는 사업장의 근로자 및 사용자와 공무원 및 교직원, 그리고 그 피부양자로 구성되고 지역가입자는 직장가입자를 제외한 자를 대상으로 한다. 건강보험 대상자 중 피부양자는 직장가입자에 의하여 주로 생계를 유지하는 자로서 보수 또는 소득이 없는 자를 의미하며, 직장가입자의 배우자, 직계존속(배우자의 직계존속 포함), 직계비속(배우자의 직계비속 포함) 및 그 배우자, 형제·자매를 포함한다.

(2) 적용인구 현황

우리나라는 사회보험인 건강보험과 공적부조인 의료급여를 통해 국내에 거주하는 전 국민의 의료보장을 포괄하고 있다.

표 7-1. 적용인구 현황 (2015년 6월 기준) (단위 : 천 명)

분류		적용인구	비율
총계		51,878	100.0
건강보험	계	50,456	97.3
	직장	36,080	69.6
	지역	14,376	27.7
의료급여		1,422	2.7

3) 보험료

(1) 직장가입자 보수월액보험료

○ 개요

보수월액보험료는 가입자의 보수월액에 보험료율을 곱하여 보험료를 산정한 후, 경감률 등을 적용하여 가입자 단위로 부과

○ 보험료 산정방법

* 건강보험료 = 보수월액 × 건강보험료율
* 장기요양보험료 = 건강보험료 × 장기요양보험료율

표 7-2. 보험료 부담비율

구분	계	가입자부담	사용자부담	국가부담
근로자	6.12%	3.06%	3.06%	-
공무원	6.12%	3.06%	-	3.06%
사립학교교원	6.12%	3.06%	1.836%(30%)	1.224%(20%)

○ 건강보험료 경감 종류 및 경감률

- 국외근무자 경감 : 가입자 보험료의 50%(국내에 피부양자가 있는 경우)
- 섬·벽지 경감 : 가입자 보험료액의 50%
- 군인 경감 : 가입자 보험료액의 20%
- 휴직자 경감 : 가입자 보험료액의 50%(다만, 육아휴직자는 60%)

- 임의계속가입자 경감 : 가입자 보험료액의 50%
- 종류가 중복될 경우 최대 경감률은 50%임(육아휴직자는 60%)

◎ 건강보험료 면제 사유

국외 체류(여행·업무 등으로 1월 이상 체류하고 국내 거주 피부양자가 없는 경우), 현역병 등으로 군 복무, 교도소 기타 이에 준하는 시설에 수용

◎ 장기요양보험료 경감 사유 및 경감률등록장애인(1~2급), 희귀난치성질환자(6종) : 30%

(2) 지역보험료

◎ 개요

지역가입자의 건강보험료는 가입자의 소득, 재산(전월세 포함), 자동차, 생활수준 및 경제활동참가율을 참작하여 정한 부과요소별 점수를 합산한 보험료 부과점수에 점수당 금액을 곱하여 보험료를 산정한 후, 경감률 등을 적용하여 세대 단위로 부과

◎ 보험료 산정방법

- 건강보험료 = 보험료 부과점수 × 점수당 금액
- 장기요양보험료 = 건강보험료 × 장기요양보험료율

◎ 보험료 부과점수의 기준

- 소득 점수(75등급) : 이자소득, 배당소득, 사업소득, 근로소득, 연금소득, 기타소득
- 재산 점수(50등급) : 주택, 건물, 토지, 선박, 항공기, 전월세
- 자동차 점수(7등급, 28구간)
- 생활수준 및 경제활동참가율 점수(30등급)

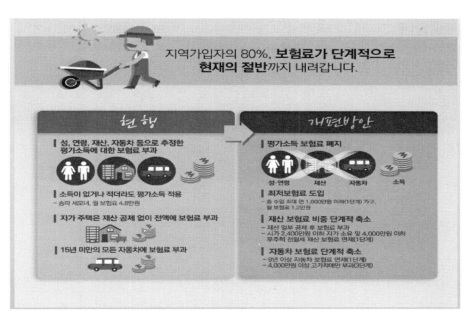

그림 7-2. 보험료 부과체계(변경안) - 2018년 하반기 시행 예정

4) 보험재정

국민건강보험제도 운영에 소요되는 재원은 보험료와 정부지원금(국고, 기금) 및 기타 수입으로 구성되며 「국민건강보험법」에서 다음과 같이 규정함.

- 보험료(국민건강보험법 제69조 보험료) 보험자는 건강보험사업에 드는 비용에 충당하기 위하여 보험료의 납부의무자로부터 보험료를 징수한다.
  - 직장가입자 : 보수월액 × 보험료율 ⋯ 사용자와 근로자 50%씩 부담
  - 지역가입자 : 소득, 재산, 자동차 등을 점수화하고 점수 당 금액을 곱하여 산정
- 정부지원(국민건강보험법 제108조 보험재정에 대한 정부지원)
- 정부지원금 : 보험료 수입의 20%에 상당하는 금액 지원
  ※ 정부지원(20%) : 국고지원 14% + 증진기금(6%)
- (국고지원) 국가는 매년 예산의 범위 안에서 당해연도 보험료 예상수입액의 100분의 14에 상당하는 금액을 국고에서 공단에 지원한다.
- (기금지원) 공단은 「국민건강증진법」에서 정하는 바에 따라 같은 법에 따른 국민건강기금에서 자금을 지원받을 수 있다.

5) 보험급여

(1) 보험급여

가입자 및 피부양자의 질병과 부상에 대한 예방, 진단, 치료, 재활, 출산, 사망 및 건강증진에 대하여 법령이 정하는 바에 따라 현물 또는 현금의 형태로 제공하는 서비스를 말함.

(2) 보험급여 구분

보험급여는 현물급여와 현금급여로 구분됨.

(3) 보험급여의 종류

구분		수급권자	비고
현물급여	요양급여	가입자 및 피부양자	
	건강검진	가입자 및 피부양자	
현금급여	요양비	가입자 및 피부양자	
	장애인보장구	가입자 및 피부양자 중 장애인복지법에 의해 등록한 장애인	
	본인부담액 상한제	가입자 및 피부양자	
	임신·출산 진료비	가입자 및 피부양자 중 임산부	

6) 본인부담금

● 입원

총진료비의 20%

● 외래

- 상급종합병원 : 진찰료 총액 + 나머지 진료비의 60%(임산부 외래진료의 경우에는 요양급여비용 총액의 40/100)
- 종합병원 : 요양급여비용 총액의 45%(읍, 면지역, 임산부 외래진료의 경우에는 30/100), 50%(동지역, 임산부 외래진료의 경우에는 30/100)

- 병원 : 요양급여비용 총액의 35%(읍, 면지역, 임신부 외래진료의 경우에는 20/100), 40%(동지역, 임신부 외래진료의 경우에는 20/100)
- 의원 : 요양급여비용 총액의 30%(임신부의 외래진료의 경우에는 10/100)

  ※단, 65세 이상 요양급여비용 총액이 15,000원 이하이면 1,500원

  ※보건소, 보건지소, 보건진료소

  -요양급여비용이 12,000원 초과 시 총액의 30%

  -요양급여비용이 12,000원 이하 시 정액제 적용
- 약국 : 요양급여비용 총액의 30%

  단, 65세 이상 요양급여비용 총액이 10,000원 이하이면 1,200원
- 경증질환(52개)으로 대형병원 외래 진료 시 처방약제비 본인부담률 차등적용 (2011.10.1)

  ※감기 등 경증질환(52개)으로 외래진료 후 약국 요양급여비용 본인부담률은 상급종합병원 30% → 50%, 종합병원 30% → 40%(경증 질환 52종은 고시)

  ※경증질환(52개) 처방약제비 본인부담 차등적용은 상급종합병원 또는 종합병원 외래 진료 시 발급된 원외처방에 의한 약국 조제 시에만 적용하며, 입원환자나 의약분업예외환자에 대해서는 적용하지 않음.

◎ 6세 미만 아동

- 외래 : 성인 본인부담률의 70% 적용

  단, 보건소·보건지소·보건진료소 정액제 및 약국 직접조제는 경감 대상 아님.
- 입원 : 요양급여비용의 10%(2008.1.1.)

◎ 산정특례 대상자

- 암·희귀난치질환 등록자 : 등록일부터 5년간 암은 총진료비의 5%, 희귀난치질환은 총진료비의 10%
- 뇌혈관질환자 및 심장질환자 : 산정특례 적용 기준에 해당하는 경우 최대 30일 동안 총진료비의 5%

  ※복잡선천성 심기형질환자 또는 심장이식술은 받은 경우 최대 60일 적용

● 결핵 등록자 : 결핵 치료기간동안 총진료비의 0%

● 중증화상 등록자 : 등록일로부터 1년간 총진료비의 5%

입원진료 : 20%

▪진료비의 20% 본인부담

외래진료 : 30~60%

▪요양기관의 종별에 따라 상이(의원 30%, 병원 40%, 종병 50%, 상급종병 60%)

약국 : 30%

▪감기 등의 경증질환으로 대형병원 진료 시 본인부담률 상승(종병 40%, 상급종병 50%)

희귀·난치성 & 중증질환자 : 5~10%

▪희귀·난치성 & 중증질환자의 보호를 위해 낮은 진료비 혜택 제공
　희귀·난치성질환(10%) : 혈우병, 만성신부전, 정신질환, 장기이식 환자 등
　중증질환(5%) : 암, 심혈관계질병, 뇌혈관 관계질병, 결핵, 중증화상 등

그림 7-3. 진료비 본인 부담률

● 중증외상 : 손상중증도점수(ISS) 15점 이상에 해당하는 중증외상환자가 「응급의료에 관한 법률」 제30조의2에 따른 권역외상센터에 입원하여 진료를 받은 경우 최대 30일 동안 총진료비의 5%

03. 노인장기요양보험

1) 개요

고령이나 노인성질병 등으로 인하여 6개월 이상 동안 혼자서 일상생활을 수행하기 어려운 노인 등에게 신체활동 또는 가사지원 등의 장기요양급여를 사회적 연대원리에 의해

제공하는 사회보험 제도이다.

2) 건강보험제도와의 차이

국민건강보험은 질환의 진단, 입원 및 외래 치료, 재활치료 등을 목적으로 주로 병·의원 및 약국에서 제공하는 서비스를 급여 대상으로 하는 반면, 노인장기요양보험은 치매·중풍의 노화 및 노인성 질환 등으로 인하여 혼자 힘으로 일상생활을 영위하기 어려운 대상자에게 요양시설이나 재가 장기요양기관을 통해 신체활동 또는 가사지원 등의 서비스를 제공하는 제도이다.

04. 국민건강보험 정책과제

우리나라는 지난 1989년에 전국민의 보편적 의료보장(Universal Health Coverage)을 통해 공공과 민간을 구분하지 않고 지역, 계층, 분야에 관계없이 대한민국 국민이면 누구나 저렴하고 양질의 의료보험을 받을 수 있도록 했다.

보편적 의료보장은 모든 국민들이 필요로 하는 양질의 의료서비스를 큰 재정적 부담 없이 이용할 수 있도록 보장하는 것이다. 그런 측면에서 모든 국민이 필수적이고 안전하게 지불가능하고 효과적이며 질적으로 의료보장의 차별성이 없이 접근한다는 의미다.

OECD에 의하면 우리나라 국민들의 기대수명은 1960년대 52.4년에서 2013년에 81.8년으로 약 43년 만에 약 30년 가까이 증가했다. 비용 대비 효과적인 측면에서 GDP 대비 경상의료비 지출비율은 2013년 기준 6.9%로 OECD회원국 평균(8.9%)보다 낮아 비용 대비 효과적인 측면에서 앞서 나가고 있다.

이 같은 의료개혁을 통해 우리나라가 보편적 의료보장을 통해 저렴하고 양질의 서비스를 제공하는 것은 제약산업의 자국화가 실현됐기 때문이라 생각된다. 다국적 제약사의 값비싼 오리지널 의약품을 대체해서 저렴하고도 양질의 제네릭 의약품과 백신, 그리고 대체할 수 있는 국산신약을 통해 자국화가 성공했기 때문에 성공적인 의료개혁을 달성할 수 있었다고 판단된다. 한국을 제외한 대만, 싱가포르, 필리핀, 베트남 등 대부분의 국가에서는 제약산업의 자국화를 실현하지 못하여 주로 다국적 제약사의 오리지날 의약품을 사용하고 있다.

제약산업은 자국화 실현되지 않으면 안정적 의료보장 쉽지 않다. 전 세계 대부분의 나라들은 의료개혁을 통해 자국 의료보장을 안정적이고 효과적으로 대응하려 노력하고 있지만 제약산업의 자국화가 실현되지 않은 국가에서는 많은 한계점에 봉착할 수 밖에 없을 것이다.

2017년 문재인 정부 출범과 동시에 제약·바이오산업을 신산업으로 육성하고 미래의 중요한 먹거리 산업으로 인식하고 있다. 또 최근에 문재인 케어를 통해 우리나라 보건의료에 있어 건보 보장성을 확대하는 내용을 골자로 하는 정책을 발표했다.

제약정책(pharmaceutical policy)의 목표는 다양성을 가지고 있다. 제약정책에 있어 의료비와 연계되는 약제비가 무분별하게 증가하는 것도 문제이지만 무조건 절감하는 것은 의료의 질을 떨어뜨릴 수 있는 문제가 있다. 특히 의약품 가격을 인하하는 것은 단기적으로는 의료비 절감 효과가 있을 수 있지만 연구개발을 주도하는 제약기업의 의지를 후퇴시켜 결국에는 좋은 신약과 의약품이 제공되지 못함으로써 국민 건강증진에 도움을 주지 못하는 문제점을 발생시킬 수 있다.

이런 측면에서 제약정책의 최종 목표(objectives)는 첫째 소비자에게 안전하고 유효한 양질(good quality)의 의약품을 제공하고, 둘째 의약품 비용과 의약품의 가격을 통제해서 건강보험 재정의 균형을 조율하며, 셋째는 경제 활용을 촉진하기 위한 산업을 육성하는데 있다.

의약품의 지출비용은 가격과 소비량으로 관계되는 방정식으로 설명될 수 있다. 의약품의 지출을 조율하기 위해서는 공급, 수요 측면의 규제와 인센티브를 적절하게 조율함으로써 의약품 지출을 조절할 수 있다. 의약품 가격은 인하보다는 소비량 조절이 더 중요하다. 여러 연구자들에 의하면 가격 인하보다는 소비량을 조절하는 것이 중요하다고 한다. 하지만 이를 해결하기 위해서는 가격은 정부와 기업 간 문제일 수 있지만 소비량과 관련해서는 의사, 약사, 환자 등 다양한 이해관계자(Stakeholder)가 관여하여 조율하고 협치(governance)할 수 있는 메커니즘이 필요하다.

2017년 8월 9일, 정부는 지금까지 국민이 체감하는 의료비 경감대책이 미흡했고 이를 개선하고자 보장성을 강화로 하는 내용을 발표했다. 그동안 비급여 항목이 많고, 국민이 직접 부담하는 의료비가 선진국에 비해 높은 수준으로 의료비의 재정적 부담의 안정 장치가 취약하고 긴급, 위기상황 대응을 위한 지원체계가 제한적이어서 이에 대한 국민적 요구의 증대에 따라 건강보험의 보장 수준을 획기적으로 높여 의료 사각지대를 해소하고 국민이 체감할 수 있는 보장성 강화를 골자로 발표했다. 문재인 케어는 미래 질병으로부터 부담을 완화하고 보장성을 강화한다는 측면에서 반가운 정책이다. 하지만 우리에게 의료의 보장성을 강화하는 만큼 재정 부담과 정책이 경쟁한다는 측면에서 논의가 필요하다.

우리나라는 노인 인구(65세 이상) 구성비가 OECD 국가 중 가장 가파르게 증가하는 나라다. 국민건강보험공단과 통계청에 의하면 2010년에 65세 인구가 10.9%로 노인 의료비율이 28.1%이고 향후 2026년에는 노인 의료비가 차지하는 비율이 50%로 증가할 것으로 예측된다. 이로 인해 제약산업에 재정적 고통 분담 등 영향을 받지 않을 수 없다. 즉, 제약정책은 보건의료(Healthcare), 공중보건(Public health), 산업(Industry)과 정책 간에 이해가 다르기 때문에 상호 경쟁관계가 형성되어 있어 서로 완충할 수 있는 논의가 필요하다.

정부가 두 마리 토끼를 잡기 위한 산업육성과 보장성 강화를 모두 실현하기 위해서는 보장성 강화에 따른 제약산업에 단순한 고통 분담을 이끌기 보다는 글로벌 경쟁력을 확보할 수 있는 글로벌 스탠다드 규제조화 노력과 함께 혁신적인 신약개발 역량을 확대할 수 있는 약가, 세제지원 및 생태계 신약개발연구 활성화를 위한 R&D지원의 확대가 필요하다. 이를 위해 다양한 이해관계자를 중심으로 협치가 이룰 수 있는 협의체 구성 및 논의의 장(場)이 마련되는 것이 매우 중요하다고 생각한다.

05. 외국의 건강보험제도

1) 호주

◉ **제도유형** : 국가보건서비스(NHS)방식으로 전국민 건강보장프로그램(Medicare)운영
◉ **재원** : 공공재원 70%와 민간재원 30%로 구성
 • 공공재원의 44%가 연방정부, 26%가 주정부 및 지방정부의 일반조세로 형성

* 과세소득의 1.5%(민간보험 미가입 고소득자 이상은 2.5%)를 부과하는 메디케어 의료세, 지방세, 자동차등록세, 토지세 등

- 민간재원은 환자의 본인부담금(17%)과 민간보험(8%)으로 구성

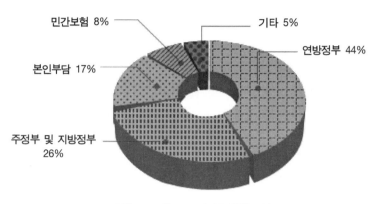

그림 7-4. 호주 보건의료재원 구성

2) 독일

◉ **제도유형** : 사회보험방식

◉ **재원**

(1) 건강보험

◉ **보험료**

- 보험료율 15.5%(사회법전 제5편 제241조(일반보험료율)

- 고용주 7.3%, 근로자 8.2%(7.3% + 0.9%(특별보험료)) 부담

- 특별보험료 0.9%는 상병수당 및 의치/틀니를 위한 보험료

- 부과소득 : 근로자 근로소득자영업자 자영업 수입 외 자본수입, 부동산소득, 연금소 득 포함

- 부과상한선 : 2014년 기준 연 48,600 유로

◉ **연방보조금**

- 부족한 건강보험 재정을 충당하기 위해 조세를 재원

- 건강기금 재원의 약 9%를 구성(2011년 기준)

(2) 장기요양보험

- 보험료로 모든 재원을 충당
- 보험료율 2.05%(무자녀인 경우 2.3%)
- 근로자와 고용주가 50:50
- 부과상한선 : 건강보험과 동일

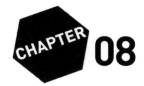

CHAPTER 08

의약품 제조관리(GMP)

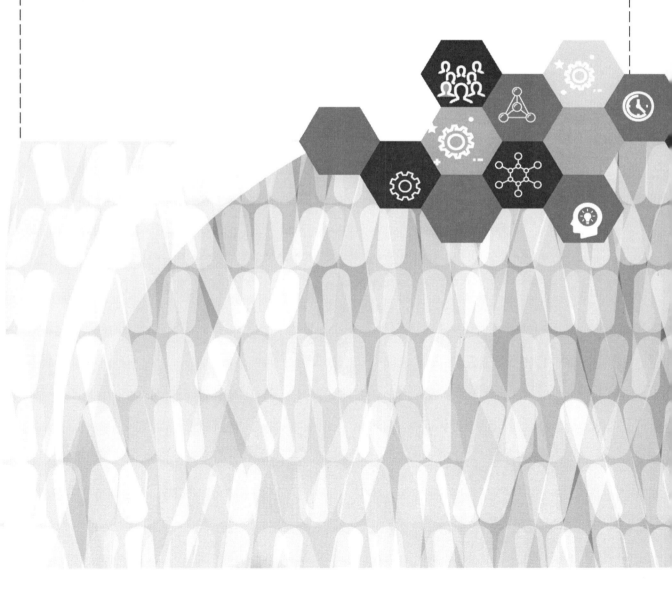

08 _의약품 제조관리(GMP)

01. GMP

1) What is GMP?

◎ GMP(Good Manufacturing Practice) : 품질이 보증된 우수의약품을 제조하기 위해서는 제조소의 구조와 설비를 비롯하여 원자재의 구입으로부터 입고 및 제조와 포장 출하에 이르기까지의 생산공정 전반에 걸쳐 조직적이고 체계적인 방법으로 관리함으로써 '품질이 보증된 의약품을 생산'하기 위한 규정이다.

◎ cGMP refers to the Current Good Manufacturing Practice regulations enforced by the US Food and Drug Administration(FDA).

◎ cGMPs provide for systems that assure proper design, monitoring, and regulations assures the identity, strength, quality, and purity of drug products by requiring that manufacturers of medications adequately control manufacturing operations.

2) GMP의 필요성

◎ 여러 단계의 공정을 거쳐 제조되는 의약품을 최종제품에서 한정된 검체와 시험만으로 품질보증(quality assurance, QA)이 이루어지는 것은 아님. 품질이 보증된 우수의약품을 제조하기 위해서는 제조소의 구조·설비를 비롯하여 원자재의 입고부터 완제품의 출하에 이르기까지 생산공정 전반에 걸쳐 단계별로 체계적인 방법으로 관리.

◎ 최종제품의 품질을 확보할 수 있으며 이것을 달성하기 위한 규정이 GMP이기 때문에 GMP는 의약품의 품질확보를 위해서 반드시 필요한 기준이다.

3) GMP의 제정 배경

◎ 1937년 엘릭시르 설파닐아마이드(Elixir Sulfanilamide) 약화사고 발생 → 의약품의 안전성에 대한 문제 제기.

◎ 1938년 Food, Drug and Cosmetic Act에 의거 FDA 기능 강화 → 시판 전 의약품의 안전성평가 의무화.

◎ 1961년 탈리도마이드(Thalidomide)에 의한 약화사고 발생 → 유효성, 안전성, 재현성 등의 품질확보의 중요성 대두.

◎ 1962년 Kefauver-Harrison Amendment (키호버-해리스의 개정법률안)

- 의약품제조 및 품질관리에 관한 GMP 실시 의무화
- NDA(신약허가승인신청) 승인 시 유효성 평가 의무화
- 1938~1962년 승인 의약품에 대한 약효연구수행 (DESI : Drug Efficacy Study Implementation) 실시
- 1966~1984 약효연구수행(DESI) : 3,443 new drug product에 대한 유효성 심사하여 1984년 최종 결과 2,225 effective, 1,051 ineffective, 167 pending되었고 1,000개의 유효성 없는 의약품은 시판 금지 - 7,000개의 유사의약품은 시장 퇴출 또는 표지변경

4) GMP의 제정

1962년 미국 정부에서는 연방 식품·의약품 및 화장품법 (FD&C)에 대한 키호버- 해리스의 개정법률안(Kefauver-Harris Amendments)이 의회를 통과하였다. 이때 제 501조에 GMP라는 용어를 처음 공식적으로 사용하였다. 즉, '의약품이 이 법안의 요구사항에 맞는다는 것을 보증할 수 있도록 cGMP에 합당한 방법이나 시설로 제조, 포장 또는 보관하지 아니한 의약품은 불량 의약품으로 간주한다'이었다. 1963년 FDA-GMP를 제정 공포되었고, 1964년 FDA-GMP 실시했다. 1972년 GMP제도 하에서 제조되지 않은 의약품의 미국 내 수입 규제하였고 1976년 6월 대용량 수액제제를 위한 cGMP가 발간되었다.

5) KGMP의 제정 및 실시상황

01 1969년 WHO 제22차 총회에서 회원국에게 GMP 제도의 실시를 권고. **02** 1974년

KGMP연구위원회를 설치하여 동 제도의 검토에 착수하고 중앙약사심의위원회에 KGMP 소위원회를 설치하여 KGMP안을 심의 통과하였다. 이것을 '우수의약품제조관리기준'이라고 명칭하였다. **03** 1977년 3월 보건사회부 예규 제 373호로 '우수의약품제조관리기준(KGMP)'을 공포함. **04** 1977년 6월 28일 WHO의 GMP 실시증명제도에 참가하여 1978년 7월 「KGMP시행지침을」 발표하고 제조업소 자율로 이를 실시토록 권장.

05 1982년 KGMP실무위원회를 설치하여 「의약품제조업소 KGMP실시상황평가표」를 작성하고 업소의 평가에 적용 **06** 1984년 7월 종전 기준에 KGMP실시적격업소 평가절차 등을 추가(제조공정의 유사성에 근거하여 제형을 6개의 대단위 제형별로 나누어 제형별로 평가함) **07** 1985년부터 KGMP적격업소 평가를 실시 **08** 1990년 11월 KGMP운영개선과 KGMP실시업소에 대한 우대조치의 확대를 골자로 하여 기준을 재개정(보건사회부 예규 제589호)하였고 1989년 12월 KGMP 실시적격업소 지정완료기간을 1991년 12월까지로 예고하고, 모든 제조업소의 KGMP 실시를 의무사항으로 전환하였다. **09** 1992년 5월 KGMP의 구조·설비부문 (hardware)을 '약국 및 의약품 등의 제조업, 수입자와 판매업의 시설기준령'(대통령령 제13637호)으로, 조직 관리부문(software)을 의약품 제조업자의 준수사항으로서 '우수의약품 제조 및 품질관리기준 '(보건복지부 고시 제 1992-44호)으로 개정. **10** 1994년 7월 KGMP는 약사법 시행규칙 제 22조에 의해 「의약품 제조 및 품질관리기준」으로 규정되면서 제조업과 품목의 「허가요건」으로 의무화되었으며, 현재는 제40조의 제1항 제7호의 규정으로 개정되었다. **11** 1990년 원료의약품 GMP는 보건복지부 예규로 제정·공포되었다. 1998년 식품의약품안전청의 고시로 새로 제정·공포-2000년 KGMP로 통합.-2000년 6월 및 2002년 1월 「의약품 제조 및 품질 관리기준」은 다시 개정되었다.

12 2008년 약사법 시행규칙이 개정되면서 「의약품 제조 및 품질관리 기준」을 전면개정하면서 품목별 사전 GMP 평가 및 밸리데이션 등이 의무화 되었다. **13** 2015년 3월 완제의약품 제조 및 품질관리기준 가이던스를 제정했고 **14** 2017년 5월 완제의약품 제조 및 품질관리기준 가이던스 개정되었다. 2000년대 중반 이후 GMP 선진화 프로젝트에 따라 미국 등이 요구하는 cGMP 수준의 생산기반 구축을 위해 3조 원 이상의 비용이 투입되어 2014년 식약처의 PIC/S(의약품 실사 상호협력기구) 가입으로 국산 의약품의 글로벌 위상 제고와 해외수출 증대를 기대할 수 있게 되었다.

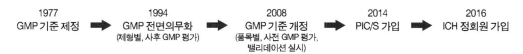

그림 8-1. GMP 기준 발전 현황

◉ PIC/S(의약품 실사상호협력기구 Pharmaceutical Inspection Co-operation Scheme)

의약품 제조 및 품진관리기준(GMP)기준의 조화와 실사의 질적 향상을 위해 1995년 결성된 제약 선진국 주도의 국제기구.

◉ QbD(의약품 설계기반 품질 고도화 Quality by Design)

QbD는 제조공정과 품질관리로 이원화된 현 시스템을 하나의 시스템으로 융합, 첨단기술을 활용해 의약품 생산공정에서 발생할 수 있는 위험성을 사전에 예측하고 대처하는 품질관리시스템.

◉ ICH(The International Council for Harmonisation of Technical Requirements for Pharmaceuticals for Human Use)

ICH는 신약허가에 필요한 평가기준을 동일하게 맞추자는 선진국간 합의에서 시작된 국제회의기구.

5) 국제단체/각국의 완제의약품 GMP 명칭

단체/국가	GMP 명칭	제정연도
한국	의약품제조 및 품질관리 기준	1977
WHO	Good Manufacturing Practices for Pharmaceutical Products	1969
EU	Good Manufacturing Practices for Medical Products	1989
PIC	Guide to Good Manufacturing Practice for Pharmaceutical Products	1983
ASEAN	Good Manufacturing Practices Guidelines	1988
미국	Current Good Manufacturing Practice in Manufacturing, Processing, Packing, or Holding of Drugs; General Current Good Manufacturing Practices for Finished Pharmaceuticals	1963
영국	Guide to Good Pharmaceutical Manufacturing Practice	1971
일본	의약품 및 의약부외품의 제조관리 및 품질관리규칙	1974
중국	약품생산관리규범(藥品生産管理規範)	1988
대만	우량약품제조표준(優良藥品製造標準)	1982

6) WHO GMP의 제정 및 실시상황

◎ 1967년 WHO 제 20차 총회에서 GMP 제도를 실시하기로 결의하였다. 1969년 WHO 제 22차 총회에서 전문 위원회에서 작성한 WHO-GMP를 가결하고 가맹국에 대하여 GMP제도를 채택하는 동시에 의약품의 국제 거래에 있어서 GMP 규정을 근거로 한 증명 제도를 실시하도록 권고하였다.

◎ 1975년 WHO 제 28차 총회에서 GMP를 개정하고 증명제도의 실시를 재차 권고하였다. 1987년 국제표준화기구(International Organization for Standardization, ISO)가 품질기준인 ISO 900 series를 제정·발표하였다.

◎ 국제간 상거래에 있어서의 의약품의 품질에 관한 증명제도 '(WHO certification scheme on the quality of pharmaceutical products moving in international commerce)가 충분한 기능을 발휘하기 위해서는 조속히 GMP 규정을 개정할 필요가 있다고 인식하게 되어 재개정 작업에 착수하였다. 그 결과 1994년 전문위원회의 심의를 거쳐 집행위원회의 승인으로 개정안이 확정하였다.

이 때 개정된 주요내용은 다음과 같다.

01 Validation을 GMP의 필수요건으로 하고, 무균관리에 최근의 견해가 도입되었다. **02** ISO의 품질보증개념이 도입되었고 QA 시스템, 품질경영(quality management, QM)에 대해서 규정하였으며 경영자, 관리자 등의 역할의 중요성이 강조되었다. **03** 보충지침으로서 무균제품의 제조관리, 원료의약품 GMP가 추가되었다.

WHO는 앞에서 말한 완제의약품 GMP 속에 추가지침으로 원료의약품 GMP가 포함되어 있으며, 이 외에 생물학적제제 GMP 및 생약제제 GMP도 제정하였다.

7) 제형별 분류표

식약처는 비무균 외용제제 중 제형은 다르지만, 교차오염 우려가 없어 작업소와 제조시설의 공동사용을 인정하는 것을 주요내용으로 하는 '제형이 다른 의약품의 제조시설 공동사용 검토지침'을 개정했다.

주요 개정 내용은 **01** 비무균 외용제제간 제조시설 공동사용 일반원칙 개선 및 사례 추가(비무균 연고제와 외용액제) **02** 제조시설 공동사용 사례 추가(무균 점안제와 비무균

점이제) 등이다. 연고제·외용액제 등 비무균 외용제제는 주성분 종류가 같고 원료칭량부터 직접용기 충전에 이르기까지 제조공정이 동일한 경우에 작업소 및 제조시설을 공동으로 사용할 수 있게 된다. 이는 교차오염 위험성이 없고 제품 안전과는 무관한 경우에 제조시설의 공동사용을 허용함으로써 기준은 합리적으로 개선하고 국내 제약사 부담은 경감시킬 수 있게 되었다.

● **비무균 외용제제** : 7개 대단위 제형군(내용고형제, 주사제, 점안제, 내용액제, 외용액제, 연고제, 그 밖의 제형)으로 분류된 대한약전 74개 제형 중 외용액제, 연고제, 그 밖의 제형에 해당하는 제제

표 8-1. 대단위 제형별 완제의약품 대한약전제형 분류표

대단위 제형군		대한약전 제형분류
1	내용고형제	정제, 질정, 캡슐제, 산제, 과립제, 환제, 트로키제, 시럽제(고형), 흡입제(고형), 구강붕해정, 츄어블정(저작정), 발포정, 분산정, 용해정, 발포과립제, 다제, 구강용정제, 설하정, 발칼정, 부착정, 껌제, 구강용해필름, 흡입분말제, 점비분말제, 엑스제(고형), 경구용젤리제(반고형)
2	주사게	주사제, 분말주세제, 수액제, 동결건조주사제, 이식제, 지속성주사제, 복막투석제, 관류제, 투석제(무균)
3	점안제	점안제
4	내용액제	경구용액제, 시럽제(액상), 유제, 현탁제, 엘릭서제, 레모네이드제, 틴크제, 유동엑스제, 주정제, 방향수제, 전제, 침제, 흡입제(액상), 흡입액제, 엑스제(액상), 구강용스프레이제, 흡입에어로솔제, 점비액제, 가글제(액상), 경구용젤리제(반고형)
5	외용액제	외용액제, 로션제, 리니멘트제(액상, 반고형), 에어로솔제, 외용에어로솔제, 펌프스프레이제, 관장제(액상, 반고형), 가글제(액상), 혈액투석제(액상), 투석제(액상), 점이제(액상), 점이제(반고형), 점비액제
6	연고제	연고제, 크림제, 페이스트제, 리니멘트제(액상, 반고형), 안연고제, 좌제, 겔제, 구강용반고형제, 직장용반고형제, 질용좌제, 관장제(액상, 반고형), 점이제(반고형)
7	그 밖의 제형	첩부제군 : 첩부제, 카타플라스마제, 경피흡수제
		고형제군 : 외용산제, 흡입제(고형), 흡입분말제, 외용고형제(질정 포함), 가글제(고형), 혈액투석제(고형), 투석제(고형), 점이제(고형), 점비분말제
		액제군 : 에어로솔제, 흡입용에어로솔제, 외용에어로솔제, 흡입제(액상)
		점이제군 : 점이제(무균)

8) KGMP의 적용범위

KGMP(약사법 시행, 규칙, 별표 4)의 적용범위는 다음과 같다.

01 완제의약품(생약, 한약제제 포함) **02** 원료의약품 **03** 생물학적제제 등 KGMP 외에 생물학적 제제생물학적 제제 등이라 함은 생물학적 제제 (백신, 혈청, 항독소) 유전자 재조합 의약품및 세포배양 의약품을 말하며, 세포치료제 및 유전자치료제 제조업자도 이 기준의 적용을 받는다. **04** 의약외품 중 내용고형제 및 내용액제 그러나 의약품제조업자로서 다음의 각호를 제조하는 경우에는 KGMP의 적용을 받지 아니한다. **01** 완제의약품 중 방사성 의약품 **02** 원료의약품 중 한약제, 약리활성이 없는 성분(예: 부형제, 첨가제 등) **03** 의료용 고압가스류(예: 액체산소) **04** 인체에 직접 적용하지 아니하는 제품(예: 체외진단용 의약품, 소독제 등) **05** 의약외품. 다만, 약사법 시행규칙 제 40조 제1항 제17호 제외 **06** 한약(생약) 제제를 제조하는데 사용하는 한약분말 또는 엑스 **07** 동물용의약품

02. 완제의약품의 cGMP

1) 총칙 : 범위 및 정의

● **유효성분**(active ingredient or active pharmaceutical ingredient) : 질병의 진단, 치료, 완화, 처치, 예방 또는 인체의 생리기능에 직접적인 영향을 주는 약리학적 활성을 갖도록 제조된 물질.

● **배치**(batch), **배치관리**(batchwise control) : 동일 제조 공정에 의해 생산된, 동질성이 있고 특성이 미리 규정된 범위 내에 존재하는 특정 량의 물질이나 제품, 특정 배치의 경우에, 공정이 의도했던 대로 운영되었음을 증명하기 위해 밸리데이션된 공정 중의 시료 채취와 시험방법의 사용

● **증명서**(certification) : 체계의 품질화, 보정, 밸리데이션, 재밸리데이션이 적절하게 수행되었고, 그 결과가 받아들여질 수 있음이 권리를 부여받은 당국에 의해 문서로 증명된 것.

- **순응성(compliance)** : 제조업체가 미리 정해진 규정, 기준 및 실행을 따르고 있는 정도
- **구성성분(component)** : 의약품 제조에 사용되는 물질
- **의약품(drug product)** : 유효 성분과 비생리활성물질을 함유하는 최종 형태
- **비생리활성물질(inactive ingredient)** : 의약품 구성 성분 중 유효성분(active ingredient)을 제외한 나머지 부분의 총칭.
- **로트(lot), 로트번호, 관리번호 또는 배치번호(lot number, control number, batch number)** : 일정한 규격의 품질을 가진 배치의 일부분, 배치를 구분하기 위해 사용되는 혼용된 식별 부호, 숫자와 문자
- **마스터기록(master record)** : 제형, 규격, 제조과정, 품질보증 요구조건과 완제품의 표시가 포함된 기록
- **품질보증(quality assurance)** : 품질에 관련된 활동이 적절하게 유지되는지 확인하는 조항
- **품질감사(quality audit)** : 품질을 보증하기 위해 계획된 대로, 주기적으로 확립된 과정에 의해 행해지는 문서화된 활동
- **품질관리(quality control), 품질관리부서(quality control unit)** : 제약업체가 표준품과 실제 제품의 품질을 비교하고, 그 차이점의 측정을 통한 조절 과정, 자체적인 품질 관리를 주관하기 위해 기업 내에 조직된 부서
- **검역소(quarantine)** : 승인시험 및 품질 평가시험을 실시하기 전에 입고되는 원료들을 보관하기 위해서 분명하게 명시해 둔 장소
- **대표시료(representative sample)** : 적절하게 전체를 대표하는 시료
- **재가공(reprocessing)** : 완제품 또는 그 구성 요소의 일부가 제조 과정 중의 전체 또는 일부에 재사용되어지는 활동
- **강도(strength)** : 용량 또는 용적 당 약물의 농도
- **검증됨(verified)** : 두 번째 개체에 의해 서명됨 또는 자동화된 장비에 의해 기록됨
- **밸리데이션 프로토콜(validation protocol)** : 특정제조공정, 분석방법, 장치 또는 시스템이 미리 정해진 허용기준을 충족시킨다는 것을 규정된 시험과정을 거쳐 검증하는 문서화된 프로그램, 공정이 의도했던 대로 운영되는지에 대한 문서화된 증거, 밸리데이션이 될 수 있도록 문서화된 증거를 만들기 위한 실험 계획

2) 조직과 개인

◉ **조직과 개인의 책임**
◉ **품질관리부서** : 제품의 품질에 영향을 미칠 수 있는 모든 기능에 대한 권한과 책임
◉ **담당자** : 제조, 생산, 포장 또는 의약품의 보관과 관련된 모든 것을 포함
◉ **컨설턴트** : 과학적이고 기술적인 문제들에 대한 자문

3) 건물과 시설

◉ 건물과 시설의 설계
◉ 원료와 의약품의 구성성분을 보관하기 위한 분리된 구획
◉ 불합격 원료를 보관하는 영역
◉ 출하된 구성성분의 보관영역
◉ 측량하고 측정하는 공간
◉ 안과용과 주사제용품을 위한 멸균영역
◉ 화염물질의 보관영역
◉ 완제의약품 보관
◉ 기능적인 부분
◉ 열, 습도, 온도, 환기의 조절, 쓰레기 처리, 작업안전 및 건강협회규정에 따른 고용인 시설
◉ 안전조작, 개인위생 고려

4) 장비

◉ 장비의 설계, 크기, 배치
◉ 준작업과정은 기록되어야 함.
◉ 적절한 사용, 유지 그리고 각 장비의 세척, 적절한 기록 수행 및 보관
◉ 과정 중에 사용된 자동화된 장비와 컴퓨터는 밸리데이션 되어야 함

5) 구성성분, 용기 및 마개의 관리

◎ 구성성분, 용기 및 마개에 대한 규격 및 그 관리
◎ 공급자로부터 의약품의 구성 요소들을 수령 시, 각 로트별로 수령된 구매 주문 번호, 수령날짜, 화물 인환증, 공급자의 이름과 필요한 정보, 공급자의 보유량 또는 조절 번호 및 양을 함께 기록
◎ 불합격된 원료, 의약품 용기와 마개들은 의약품 제조 과정에서 사용되지 않도록 철저하게 통제되고 관리되어야 함

6) 제조 및 공정 관리

◎ 제조공정관리
◎ 기계가 미리 확립된 조절한계(즉, 정제크기, 경도)내에서 제품을 생산할 수 있도록 작업시간에 생산 담당자가 시행하는 것
◎ 모든 제품 규격(즉, 정제 함량, 용출)에 적합하고 배치간의 일관성을 확실하게 하기 위해서 품질관리 실험실원이 시행하는 것이 있다. 때로 표준에서 벗어나는 제품은 재가공될 수도 있다. 그러나 이러한 경우 모든 과정들은 확립된 방법과 규정에 따라서 행해져야만 하고, 모든 규격에 적합해야 하며, 모든 기록 및 문서화 작업이 철저하게 이루어져야 한다.

7) 포장과 라벨작업 관리

◎ 포장과 라벨표시에 대한 검사
◎ 모든 물질들은 품질관리부서에서 사용이 승인될 때까지 사용을 보류
◎ 의약품의 라벨표시의 발급과 사용에 대한 기록 유지
◎ 각 라벨에는 사용기한과 의약품의 확인을 용이하게 하는 의약품의 배치 또는 로트 번호를 포함하고 있어야 함

(1) 유효기간 (사용기한)
◎ 유효기간의 정의

◉ 적절한 안정성 시험을 통하여 의약품의 확인, 약효, 품질과 순도가 기준을 만족하는 시점

(2) 개봉의 흔적이 보이는 포장

◉ 1982 FDA 규정 발표
◉ 안전성과 유효성을 확신하고 보안성을 증진시키기 위함

8) 보관과 공급

◉ 보관과 공급의 원칙
◉ 완제의약품은 품질관리부에서 출하 승인될 때까지 보관 가능한 곳에 보존
◉ 일반적으로 가장 오래 보관된 의약품이 제일 먼저 공급
◉ 공급관리체계는 필요하면 그것이 다시 회수될 수 있도록 각 로트의 의약품이 공급되는 위치를 파악할 수 있어야 함

9) 실험실 관리

◉ 보존용 시료들은 그 의약품의 최종 로트의 유효기간 후 1~3년 동안 보관

10) 기록과 보고서

◉ **기록의 보존기간** : 생산, 관리 그리고 공급기록은 제품 배치의 유효 기간이 끝난 후 적어도 1년간은 보존
◉ **기록에 포함될 사항** : 제품의 명칭과 강도, 제형, 구성성분의 정량적인 양과 투여단위, 완벽한 제조와 관리 과정, 규격, 특별한 주석, 사용장비, 공정 중 관리, 시료 채취와 실험방법 및 분석결과, 장비의 검정, 공급기록, 날짜와 작업자가 확인한 기록

11) 반품 및 재생품

◉ 반품 및 재생품의 처리기준
◉ 도매상으로부터 되돌아온 제품은 로트번호를 확인, 적절한 시험을 통해 제품의 품질

을 확인

- 규격을 만족시키는 제품은 폐기하지 않거나 재가공할 수 있음
- 모든 반환된 제품의 기록은 보존되어야만 함
- 반환 날짜와 이유, 반환된 제품의 양과 로트 번호, 제품의 보관, 시험, 재가공에 적용된 과정, 제품의 처리 내용 등이 포함되어야 함

12) 정보기술과 자동화

- cGMP의 요구조건은 아님
- 정보기술과 자동화된 체계의 효과적인 배치는 제약 공정 개발, 제품 효율, 제품의 품질 그리고 규제의 순응성을 향상시킬 수 있음

03. 추가적인 cGMP 요구조건

1) 주성분과 의약품 첨가제

- 합성에 사용된 모든 반응성 및 비 반응성 성분을 위한 규격 및 분석방법
- 결정적인 화학반응단계
- 화학중간체의 취급
- 원료물질의 스케일-업이 수율에 미치는 영향
- 물의 품질
- 용매처리와 회수 체계
- 불순물이나 화학물 잔기를 검출하는 분석방법 및 검출 한계
- 원료물질의 안정성 연구

2) 임상시험재료 (CTM)

- **임상시험재료의 생산기준** : cGMP 규정에 따라 생산되어야 함

◉ **임상시험재료의 생산규모** : 제3상 동안에 상업적인 생산규모의 적어도 1/10의 규모 (즉, 100,000 캡슐) 생산

3) 생물의약품

◉ **생물의약품에 추가적으로 적용되는 규제범위** : 혈액모집과정, 환경관리, 활성의 분리, 억제방법, 세포은행 및 세포주의 특징 및 시험, 세포번식 및 발효, 감염성 물질의 불 활성화, 멸균공정 밸리데이션, 바이오분석의 사용, 생 백신 작업영역, 아포를 갖는 미 생물의 작용, 위험인자의 평가, 정량화 및 밸리데이션

4) 의료기기

◉ **의료기기의 승인기준** : 의약품의 경우와 비슷한 FDA 승인 경로
◉ **의료기기의 GMP 규정** : 작업원, 건물, 장비, 구성요소의 관리, 제조 및 공정관리, 포장 및 라벨표시, 보관, 공급, 설치, 기기평가 및 기록
◉ **cGMP 규정이 적용되는 기기의 예** : 안과용렌즈, 청력보조제, 자궁 내 장치, 심장보조 기, 임상화학분석기, 카테터, 심폐우회하기위한 심장-폐 기계박스, 치과용 X-선 장비, 수술용 장갑, 콘돔, 보철용 엉덩이 관절, 견인장치, X-선 단층촬영장치, 전동휠체어

5) cGMP 규정에의 비순응성

◉ **cGMP 규정의 불이행시의 규제** : 승인의 지연 초래. FDA의 정기검사에서 규정을 따르 지 않은 사실이 발견되면 위반정도에 따라 다양한 규제 낳음.

6) 약국제제의 cGMP 기준

◉ **약국제제가 cGMP 적용을 받는 경우** : 동네 및 기관약국이 공급자의 입장에서 통상적 인 조제 행위를 벗어난 약물 또는 의약품의 제조, 재포장, 재라벨 표시를 할 때
◉ **제조** : 공급 또는 판매를 목적으로 하는 약물 또는 제품의 대규모적인 생산
◉ **조제** : 약국의 전통적인 활동의 일부분으로서 특정한 환자를 위해서 처방약을 전문적 으로 제조하는 것

04. 국가별 우수 의약품조제관리기준

1) 미국약전-국민처방집(USP-NF)

- 1990년 USP-NF 발표, 1996년 약국조제기준 공인
- **USP의 '약국조제'에 포함된 내용** : 조제환경, 조제의약품의 안정성, 구성성분의 선택과 계산, 허용 가능한 강도, 품질 및 순도를 위한 점검표, 조제 제제, 조제과정, 조제기록 및 서류, 품질관리, 환자상담
- **조제의약품의 안정성** : 포장, 멸균, 안정성 기준 및 조제약의 사용기한을 정하는 가이드라인 포함
- 가능하면 미국화학회(American Chemical Society) 또는 FCC(Food and Chemical Codex) 급으로 알려진 고품질의 의약품을 우선적으로 사용함. 약국에서 조제에 사용되는 모든 물질은 안전성 자료(material safety data sheet)를 구비하여야 함.
- 제조된 의약품은 약물, 첨가제 또는 부형제의 재료로 사용될 수 있음. 만일 제조된 의약품이 활성성분의 원천으로 사용된다면, 최종 제품을 평가하는데 있어서 모든 첨가제의 존재를 반드시 고려해야 함.

2) 미국 FDA 현대화법

- **미국 FDA 현대화법의 목표** : 보건활동에 FDA의 불필요한 규제를 막고 개별적인 맞춤약물치료에 환자의 접근성을 확보해 주는 것

3) 전국약학협의회

- 전국약학협의회에서 개발한 우수조제기준 중 논의사항
- 일반적인 규정 : 조제와 제조의 정의 및 차이점
- 단체와 개인
- 의약품 조제시설
- 장비

◎ 제품의 구성요소와 용기, 마개의 관리

◎ 의약품 조제관리

◎ 과량의 제품의 표기관리 및 기록물과 보고서

05. 포장, 라벨표시 및 의약품의 저장

1) 용기

◎ **품질항목** : 물리화학적 성질, 유리 또는 플라스틱의 빛 투과성, 약물과의 적합성, 용출물 및 성분의 이동, 플라스틱 용기의 수증기 투과성, 방습성, 플라스틱의 독성, 에어로솔제 제의 밸브, 작동장치, 분사시의 약 용량, 입자크기, 분무특성과 누출, 주사제 용기의 무균성 및 투과, 완제 포장 상태에서의 약물의 안정성

◎ **직접용기**(immediate container) : 의약품과 항상 직접 접촉하고 있는 것

◎ **밀폐용기**(well-closed container) : 보통 또는 일상의 취급, 선적, 저장 및 공급 조건에서 고형의 이물이 들어가는 것을 방지하고 내용의약품이 손실되는 것을 방지하는 용기

◎ **기밀용기**(tight container) : 보통 또는 일상의 취급, 선적, 저장 및 공급 조건에서 외부의 액체, 고체 또는 증기에 의해 내용의약품이 오염되는 것을 막고 내용의약품이 손실되는 것을 방지하며 풍해, 조해 또는 증발을 방지하고 다시 기밀하게 닫을 수 있는 것

◎ **밀봉용기**(hermetic container) : 보통 또는 일상의 취급, 선적, 저장 및 공급 조건에서 공기 또는 다른 기체가 통하지 않는 것.

  • 일회량 용기(single-dose container) : 1회 용량으로 쓰는 양의 약물을 담는 용기와 개봉하였을 때 재 밀봉으로 무균성 유지를 보증하기 어려운 용기, 용봉한 앰플, 약액이 미리 채워진 주사기(prefilled syringe), 카트리지.

  • 다회량 용기(multiple-dose container) : 강도의 변화 없이 잔여분의 품질이나 순도를 손상시키지 않고 연속적으로 내용물의 일정량을 꺼내어 쓸 수 있는 밀봉용기, 바이알(vials)

◎ **차광용기** : 양질의 갈색 유리 또는 차광성의 불투명 플라스틱을 사용하면 빛의 투과성

을 충분히 감소시켜 빛에 민감한 의약품을 보호할 수 있음.

◎ **의약품 포장에 사용되는 플라스틱의 예** : 정맥용 수액의 플라스틱 백, 플라스틱 연고 튜브, 플라스틱 필름으로 보호된 좌제, 정제와 캡슐제의 플라스틱 바이알 일회용(앰 플)과 다회(바이알)용기에 포장 된 주사제품과 단위용량주사기. 환자의 컵, 일회용량 의 가루, 일회용량의 블리스터 포장, 정제의 스트립포장을 포함하는 다중단위포장과 단일단위포장

2) 어린이는 쉽게 열 수 없는 노인용 포장

◎ **예외사항에 대한 이해** : 포장 크기가 한 가지인 OTC 의약품, 또는 안전마개가 불필요 하거나 조작이 매우 어려운 소비자에게 이용되는 특별히 표기된 포장인 경우

3) 개봉 흔적이 남는 포장

◎ 처방용기와 어린이 보호용 안전 마개
◎ 노인이 편한 어린이 보호용 처방용 용기

4) 복약 순응성 포장

◎ 일정표가 표시된 용기(calendar pack)에 블리스터 포장을 넣는 방법
◎ 전통적인 용기(캡슐 바이알)에 담아 투약하는 처방약의 경우 약사는 가끔 투약일정표 를 교부하거나 일간 또는 주간 구획이 있는 약 상자를 제공하기도 함

5) 라벨 표시

◎ 라벨표시가 되어야 하는 범위 : 직접용기와 포장; 설명문; 회사의 문헌자료; 제품과 관련된 팸플릿, 소책자, 우편물, 파일 카드, 사보, 가격표, 카탈로그, 음향기기, 영사슬 라이드, 동영상 필름, 슬라이드, 전시물, 진열물, 문헌 인쇄물 그리고 컴퓨터 매체 정 보 포함됨

6) 제조업자의 라벨표시

- 의약품 용기에 포함되는 정보
- 함유 주성분의 확립된 명칭 또는 일반명과 의약품의 상표명
- 제조업자, 소분업자 또는 공급원의 명칭
- 단위 중량, 단위 용적 또는 투약량 단위 당 각 의약품의 분량(적절한 방법을 택하여 정량적으로 기재함)
- 제품을 구성하는 제형의 제제학적 종류
- 포장, 단위중량, 단위 용적에 들어 있는 내용량 또는 투약량 단위의 수
- 'Rx only'라는 로고 또는 연방 설명문(주의-연방법은 처방전 없는 조제를 금합니다) 또는 이와 유사한 언급
- 첨부 포장 설명문이나 복용량과 기타 정보를 볼 수 있도록 라벨에 참조 표시
- 필요한 경우 저장법에 대한 특별 지시문
- 제품에 대한 국가의약품식별코드(때로는 바코드)
- 확인 로트번호 또는 관리번호
- 사용기한
- 제한관리대상 원료의약품(controlled drug substances)의 경우, 정해진 일정과 함께 DEA 기호 'C'. '경고-습관성을 일으킬 수 있음'이라는 표시도 기재할 수 있다.

7) 처방전 라벨표시

- 약사가 조제한 처방약에 포함되는 정보
  - 약국의 명칭과 주소
  - 처방전의 일련 번호
  - 처방전의 발행일이나 교부 또는 재교부연월일(주법은 가끔 날짜가 사용되는 것을 확인한다.)
  - 처방 발행인의 성명
  - 환자의 성명
  - 처방전에 표시되는 것과 같이 주의사항을 포함한 사용 지시문

○ **그 외 요구되는 추가의 정보**

- 환자의 주소
- 조제한 약사의 이니셜 또는 성명
- 약국의 전화번호
- 의약품명, 강도, 제조업자의 제조번호 또는 관리번호
- 의약품의 사용기한
- 제조업자 또는 공급원의 명칭

8) OTC 의약품의 라벨표시

○ OTC 의약품의 용기 위에 포함되는 정보

○ 제품의 명칭

○ 제조업자, 소분업자 또는 공급원의 명칭 및 주소

○ 내용량 표시

○ 복용 단위 당 모든 활성성분의 명칭과 분량, 불활성 성분의 명칭도 기재한다.

○ 제제 중의 습관성을 일으킬 수 있는 물질(들)의 명칭

○ 약물학적 분류 또는 주작용(예, 제산제)과 안전하고 효과적인 사용을 위한 적절한 사용 방법에 대한 표시(예를 들면, 복용량, 복용 회수, 용량과 연령에 대한 고려, 흔들거나 희석과 같은 조제법)

○ 소비자 보호를 위한 주의와 경고

○ 1회 복용량 당 나트륨 5mg 이상 또는 1일 최대복용량 중 140mg 이상일 경우의 내복용 제품의 나트륨 함량

○ 보관상태, 즉 아이들의 손에 닿지 않는 안전한 곳에서의 보관

○ 개봉의 흔적이 명확한 특징의 기재

○ 로트번호 및 사용기한

9) 저장

○ **찬 곳(cold)** : 8℃ 이하의 온도

○ **서늘한 곳(cool)** : 8~15℃ 사이의 온도

◉ 실온(room temperature) : 작업장의 보통 온도

◉ 온(warm) : 8~40℃ 사이의 온도

◉ 과열(excessive heat) : 40℃ 이상의 온도

◉ 동결방지(protection from freezing)

10) 운송

◉ 의약품의 안정성을 보호하는 일로서 중요한 고려사항임

◉ 극심한 온도 및 습도 차이를 보이는 지역으로의 운송과 그 지역 내에서의 운송은 각별

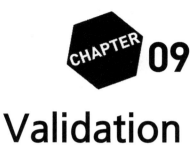

CHAPTER 09

Validation

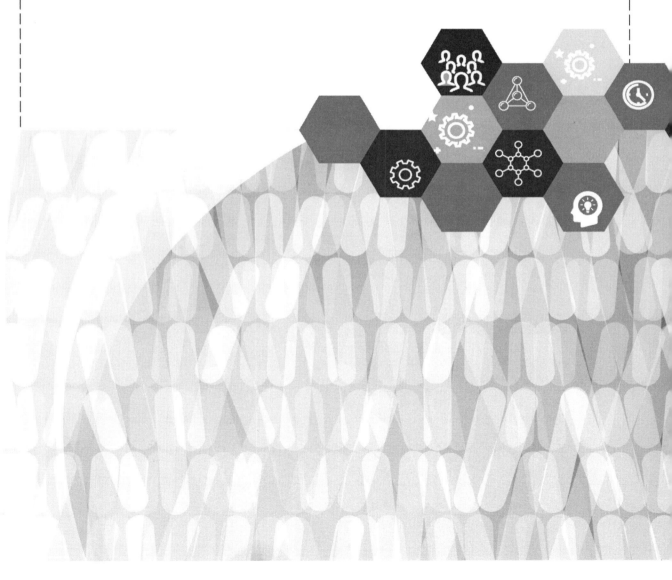

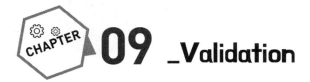

01. Validation 정의

Validation이란 특정한 공정, 방법, 기계설비 또는 시스템이 미리 설정되어 있는 판정기준에 맞는 결과를 일관 되게 도출한다는 것을 검증하고 이를 문서화하는 것을 말한다.

Validation정의(ICH)

- 특정 공정, 방법 또는 시스템이 사전 설정된 허용 기준에 부합하는 결과를 일관되게 만들어 낸다는 점을 보증하는 문서화된 프로그램.
- A documented program that provides a high degree of assurance that a specific process, method, or system will consistently produce a result meeting predetermined acceptance criteria.

Validation 정의(US FDA)

- 특정 공정이 기 설정된 규격과 품질 요소들을 만족하고 있는 제품을 지속적으로 생산하고 있음을 보증하기 위한 증거를 문서화 하는 것
- Establishing documented evidence that provides a high degree of assurance that a specific process will consistently produce a product meeting its predetermined specifications and quality attributes.

Validation 정의(EU EMEA)

◎ GMP 원칙에 따라 어떤 절차, 공정, 설비, 물품, 행위 또는 시스템이 실제로 예상 결과를 만들어 낸다는 점을 증명하는 행위

◎ Action of proving, in accordance with the principles of Good Manufacturing Practice, that any procedure, process, equipment, material, activity or system actually leads to the expected results(see also qualification)

Validation 정의(KFDA)

특정한 공정, 방법, 기계설비 또는 시스템이 미리 설정되어 있는 판정기준에 맞는 결과를 일관되게 도출한다는 것을 검증하고 이를 문서화하는 것을 말한다.

밸리데이션을 마친 제조 공정이란 해당 공정이 의도 하는 바 또는 실시한다고 주장하는 바를 실제로 수행한다고 증명된 공정이다. 밸리데이션의 증거는 데이터 수집과 평가를 통해서 달성되며 공정 개발 단계부터 시작하여 생산 단계까지 지속하는 것이 바람직하다. 밸리데이션은 공정 적격성평가(원자재, 설비, 시스템, 건물, 작업자의 적격성평가)를 반드시 포함하여야 하며 반복되는 제조단위 또는 작업량과 관련된 전체 공정에 관한 관리도 포함한다.

Process Validation 정의 (US FDA)

공정 밸리데이션이란(의약품의 어떤 제형을 만드는) 특정 공정이 미리 설정한 규격 및 품질 특성에 맞는 제품을 일관되게 만들 것이라는 것을 높은 수준으로 보증하는 증빙 문서를 제시하는 것을 말한다.

◎ U.S. Food and Drug Administration. Guideline on General Principles of Process Validation. Rockville, MD: FDA, 1987.

◎ Stage 1 : Process Design

◎ Stage 2 : Process Qualification

◎ Stage 3 : Continued Process Verification

Process Validation 정의(EU EMEA)

설정된 범위 이내에서 작업했을 때 사전에 설정된 규격과 품질특성에 부합하는 의약품을 효과적이고 재현성 있게 생산할 수 있음을 보여주는 문서화된 증거

The documented evidence that the process, operated within established parameters, can perform effectively and reproducibly to product meeting its predetermined specifications and quality attributes.

02. 시설 및 환경의 관리

1) 시설관리

시설관리 의약품 제조소는 「약국 및 의약품 등의 제조업·수입자 및 판매업의 시설기준령」에서 정한 시설기준에 맞도록 기계·설비 등을 정기적으로 점검하여 의약품의 제조 및 품질관리에 지장이 없도록 유지·관리·기록해야 한다.

2) 자동화장치 등의 관리

- ◉ 제조 및 품질관리에 자동화장치 등(컴퓨터나 관련 시스템을 포함한다)을 사용할 경우에는 계획을 수립하여 정기적으로 교정 및 성능점검을 하고 기록해야 한다.
- ◉ 자동화장치 등의 기록 변경은 권한이 있는 자만 할 수 있도록 하고 적절하게 관리해야 한다.
- ◉ 자동화장치 등에 의한 모든 기록은 별도로 저장·보관하여야 하고, 이 경우 출력물이나 테이프 및 마이크로필름 등과 같은 대체 시스템을 이용하여 별도로 보관된 자료가 유실되지 않도록 관리해야 한다.

3) 환경관리

의약품 제조소는 의약품 제조공정 중의 오염을 방지하기 위하여 다음 각 목에 따라 적절한 작업환경을 유지·관리하고 그 내용을 기록하여야 한다.

◎ 의약품의 종류·제형·제조방법 또는 제조시설 등에 따 라 작업소의 청정구역과 청정등급을 설정하여야 하며, 그 청정등급이 유지되도록 정기적으로 점검하고 관리해야 한다.

◎ 공기조화장치의 성능을 정기적으로 점검하고 청정등급 및 작업실간의 차압이 유지되도록 해야 한다.

◎ 제조조건과 보관조건에 적절한 온도 및 습도가 유지되도록 정기적으로 점검해야 한다.

03. 조직

1) 조직의 구성

◎ 제조소에 서로 독립된 제조부서와 품질보증 부서를 두고 각각 책임자를 두어야 하며, 이 경우 겸직해서는 안 된다. 다만, 모든 품목을 위탁제조하거나 소분하는 업소의 경우에는 겸직할 수 있다.

◎ 가목의 책임자는 법 제36조에 따른 제조관리자로서 이 기준에 관한 충분한 지식을 가진 사람이어야 한다.

◎ 제조소에는 제조관리 및 품질관리 업무를 적절히 수행할 수 있는 적절한 인원을 배치하여야 하며, 그 작업원은 이 기준 및 담당 업무에 관한 교육·훈련을 받은 사람이어야 한다.

2) 제조부서 책임자

제조부서 책임자는 제조공정관리, 제조위생관리 및 보관 관리를 담당하는 부서의 책임자로서 다음 각 목의 사항을 이행해야 한다.

◎ 제조관리를 적절하게하기 위하여 제품표준서, 제조관리 기준서 및 제조위생관리 기준서에 성명을 기재하고 서명하여 승인을 받아 갖추어 두고 운영하여야 한다.

◎ 제조지시서에 의하여 작업을 지시하고 제조지시서에 따라 제조되는지를 점검·확인하여야 하며, 임상시험에 사용되는 의약품을 제외한 의약품에 일탈이 있는 경우에는 이

를 조사하고 기록해야 한다.

◉ 제조위생관리 및 보관관리가 규정대로 되고 있는지를 점검·확인하여야 한다.

◉ 무균제제가 아닌 것으로서 주성분 모두가 생약(한약) 또는 이를 단순 추출형태로 함유한 의약품 및 임상시험에 사용되는 의약품을 제외한 의약품인 경우에는 품질(보증)부서 주관 하에 제조부서의 중요기계·설비에 대한 적격성평가 및 공정에 대한 밸리데이션을 실시하고 이를 확인해야 한다.

3) 품질보증부서 책임자

품질보증부서 책임자는 원자재·반제품 및 완제품의 품질관리 및 품질보증을 담당하는 부서의 책임자로서 다음 각 목의 사항을 이행해야 한다.

4) 위원회

각종 기준서를 제정·개정하고 이 기준을 원활하게 운영하기 위하여 다음 각 목의 사항이 포함된 위원회 규정을 작성하고 위원회를 구성하여 운영해야 한다.

04. 기준서

의약품의 제조관리와 품질관리를 적절히 이행하기 위하여 규정에 따른 제품표준서, 품질 관리기준서, 제조관리기준서 및 제조위생관리 기준서를 작성하여 갖추어야 한다.

05. 문서

1) 문서의 작성

◉ 모든 문서의 작성 및 개정·승인·배포·회수 또는 폐기 등 관리에 관한 사항이 포함

된 문서관리규정을 작성해야 한다.

- 문서는 알아보기 쉽도록 작성하여야 하며 작성된 문서에는 제조부서 책임자 또는 품질(보증)부서 책임자의 서명과 승인연월일이 있어야 한다.

- 문서의 작성자 · 검토자(또는 확인자) 및 승인자는 서명을 등록한 후 사용해야 한다.

- 모든 기록문서는 작업과 동시에 작성되어야 하며 지울 수 없는 잉크로 작성하여야 한다. 기록문서를 수정하는 경우에는 수정하려는 글자 또는 문장 위에 선을 그어 수정전 내용을 알아볼 수 있도록 하고 수정된 문서에는 수정사유, 수정 연월일 및 수정자의 서명이 있어야 한다.

- 문서를 개정할 때는 개정사유 및 개정연월일 등을 기재하고 제조부서 책임자 또는 품질보증부서 책임자의 승인을 받아야 하며 정기적으로 점검하여 최근에 개정된 것인지를 확인해야 한다.

2) 문서의 관리

- 모든 기록문서(전자기록을 포함한다)는 해당 제품의 유효기한 또는 사용기한 경과 후 1년간 보존하여야 한다. 다만, 별도로 규정하는 경우 그 사유와 보존기한을 명확하게 정해야 한다.

- 전자문서 시스템의 경우에는 허가된 사람만이 입력, 변경 또는 삭제할 수 있으며 자기테이프, 마이크로필름, 백업 등의 방법으로 기록의 훼손 또는 소실에 대비하고 필요시 판독 가능한 방법으로 출력해야 한다.

06. 밸리데이션

1) 밸리데이션의 실시대상

- 다음의 어느 하나에 해당하는 경우에는 미리 수립된 밸리데이션 계획서에 따라 밸리데이션을 실시하여야 한다. 다만, 무균제제가 아닌 것으로서 주성분 모두가 생약(한

약) 또는 이를 단순 추출형태로 함유한 의약품 및 임상시험에 사용되는 의약품은 제외한다.

- 새로운 품목의 의약품 제조를 처음 하는 경우
- 의약품의 품질에 영향을 미치는 기계·설비를 설치하는 경우
- 의약품의 품질에 영향을 미치는 제조공정을 변경하는 경우
- 제조환경을 변경하는 경우

◉ 밸리데이션 실시에 관한 기준서, 밸리데이션 실시결과 및 결론을 종합한 보고서를 작성하여 갖추어야 한다.

◉ 밸리데이션을 실시한 결과 제조관리 및 품질관리에 관하여 개선이 필요한 경우에는 필요한 조치를 취하고 해당 조치에 대한 기록을 작성하여 갖추어야 한다.

◉ 식품의약품안전청장이 정하는 바에 따라 객관적이고 합리적인 증거자료가 있는 경우에는 밸리데이션을 생략할 수 있다.

2) 공정 밸리데이션

◉ 의약품 제조공정이 미리 설정된 기준 및 품질 특성에 맞는 제품을 일관되게 제조한다는 것을 검증하고 문서화하는 공정 밸리데이션을 실시하여야 한다.

◉ 제품의 품질에 영향을 미치는 중요한 제조공정은 예측적 밸리데이션을 실시하여야 하되, 부득이한 경우에는 동시적 또는 회고적 밸리데이션으로 갈음할 수 있다.

◉ 공정 밸리데이션은 품목별(무균제제 무균공정의 경우에는 공정별)로 실시하여야 한다.

◉ 공정 밸리데이션은 실시 시기에 따라 다음과 같이 분류한다.

(1) 예측적 밸리데이션

01 의약품을 판매하기 전에 실시하는 밸리데이션으로서 기존의 연구결과 등을 근거로 품질에 영향을 미치는 변동요인(원자재의 물성, 조작조건 등)의 허용조건이 기준에 맞아야 한다.

02 판매를 위하여 제조하는 실 생산 규모의 연속 3개 제조단위에 대하여 실시하고 분석한 다음 전체적인 평가를 한다. 이 경우 3개 제조단위 모두가 적합하여야 한다.

(2) 동시적 밸리데이션

01 부득이한 사유로 예측적 밸리데이션을 실시하지 못하는 경우에만 의약품을 제조·판매하면서 실시하는 밸리데이션으로서 변동요인(원자재의 물성, 조작조건 등)이 허용조건 내에 있어야 한다.

02 판매를 위하여 제조하는 실 생산 규모의 연속 3개 제조단위에 대하여 실시하고 분석한 다음 전체적인 평가를 한다. 이 경우 3개 제조단위 모두가 적합하여야 한다.

(3) 회고적 밸리데이션

01 원료약품의 조성, 제조공정 및 구조·설비가 변경되지 아니한 경우에만 제조한 의약품에 대하여 실시하는 밸리데이션으로서 과거의 제조 및 품질관리 기록, 안정성 데이터 등 기존에 축적된 제조 및 품질관리 기록을 근거로 통계학적 방법에 의하여 해석한다.

02 실 생산 규모로 제조·판매한 연속적인 10~30개의 제조단위를 대상으로 실시하며 그 기간 동안 기준 일탈한 제조 단위도 포함시킨다.

(4) 재 밸리데이션

이미 밸리데이션이 완료된 제조공정 또는 구조·설비 등에 대하여 정기적으로 실시하거나, 의약품등의 품질에 큰 영향을 미치는 원자재, 제조방법, 제조공정 및 구조·설비 등을 변경한 경우에 실시한다.

3) 시험방법 밸리데이션

의약품등의 품질관리를 위한 시험방법의 타당성을 미리 검증하고 문서화하는 밸리데이션으로서 품목별로 실시하여야 한다.

4) 세척 밸리데이션

기계·설비 등의 잔류물(전 작업 의약품, 세척제 등)이 적절하게 세척되었는지를 검증하고 문서화하는 밸리데이션으로서 품목별로 실시하여야 한다.

5) 제조지원설비 밸리데이션

제조용수공급시스템 및 공기조화장치시스템 등 의약품제조를 지원하는 시스템에 대하여 검증하고 문서화하는 밸리데이션으로서 기계·설비별로 실시하여야 한다.

6) 컴퓨터시스템 밸리데이션

컴퓨터시스템의 자료를 정확하게 분석·관리·기록하고 미리 정하여진 기준에 맞게 자료를 처리한다는 것을 고도의 보증수준으로 검증하고 문서화하는 밸리데이션으로서 기계·설비·시스템별로 실시하여야 한다.

07. 품질관리

1) 시험관리

◎ 의뢰한 시험별로 다음 사항이 포함된 시험성적서를 작성하여야 한다.

◎ 원자재, 반제품 및 완제품은 적합판정이 된 것만을 사용하거나 출하하여야 하며, 기준일탈 또는 편향이 있는 경우에는 그 사유를 조사한 후 처리하여야 한다.

◎ 원자재의 품질이 계속적으로 균질하여 시험성적에 충분한 신뢰성이 보증되는 경우에는 절차와 기준을 문서로 정하여 입고될 때마다 필요 항목만 검사할 수 있다.

◎ 시험기록(시험 근거자료를 포함한다)이 정확하고 설정된 기준에 맞는지를 확인하는 중간검토자를 두어야 한다.

◎ 완제품의 출하승인을 위한 평가는 제조기록서와 반제품 및 완제품의 시험결과를 종합하여 판정하여야 한다.

◎ 그래프, 계산식 등 시험에서 얻은 모든 기록(전자기록을 포함한다)은 보존하여야 한다.

◎ 시험용 검체는 오염되거나 변질되지 아니하도록 채취하고, 채취한 후에는 원상태와 같이 포장하며, 검체가 채취되었음을 표시하여야 한다.

◉ 시험기기, 계측기 및 기록계는 미리 정한 계획서에 따라 정기적으로 교정·기록하여야 한다.

◉ 주성분 및 완제품의 보관용 검체는 제조단위 또는 관리번호별로 채취하고, 보관용 검체 중 주성분은 투입된 완제품의 마지막 제조단위, 완제품은 해당 제조단위의 유효기한 또는 사용기한 경과 후 1년간 보관하여야 한다.

◉ 주성분 및 완제품의 보관용 검체와 시판용 제품의 포장형태는 동일하여야 하며, 규정된 시험항목(무균시험, 발열성물질시험은 제외할 수 있다)을 2회 이상 시험할 수 있는 양을 규정된 보관조건에서 보관하여야 한다.

◉ 표준품, 검체 및 중요 시약에 대한 관리상황을 기록하여야 한다.

◉ 표시재료는 기재사항이 변경될 때마다 규정에 맞는지를 확인하고 변경된 표시재료를 보관하여야 한다.

◉ 의약품과 접촉하는 포장재료는 의약품을 변질시키거나 인체에 유해한 재료가 아닌지를 확인한 후 사용하여야 한다.

◉ 제조용수는 정기적으로 사용점 등에서 제조용수를 채취하여 규정된 시험방법에 따라 시험하고 평가하여야 한다.

2) 안정성시험

◉ 안정성시험은 계획을 수립하여 하고, 그 결과에 따라 완제품의 유효기간 또는 사용기간, 포장방법 및 저장조건을 설정하여야 한다.

◉ 안정성시험 계획서에는 다음 사항이 포함되어야 한다.
  • 시험구분 및 보존조건(식품의약품안전청장이 정하여 고시하는 바에 따른다)
  • 시험간격 및 시험 예정일자
  • 시험 방법 및 기준(이 경우 사용 시 조제하는 제품은 조제하여 시험한다)
  • 검체의 수량
  • 포장형태(시판품과 동일한 재질이어야 한다)

◉ 시판용으로 제조하는 최초 3개 제조단위에 대하여 장기보존시험을 하여야 하며 시험결과 제품의 품질에 영향을 미치는 경우에는 유효기간 또는 사용기간을 조정하여야 한다.

3) 연간 품질평가

◎ 완제품의 제조단위별 제조기록서 및 시험성적서를 조사한 후, 이를 근거로 기준에 맞는 제품이 일관되게 제조되고 있는지, 표준제조공정이 적절한지를 평가하여야 하며 평가 시 다음 사항이 포함되어야 한다.
- 중요한 공정관리 및 제품의 시험결과
- 기준일탈된 제조단위의 조사기록
- 공정 또는 시험방법의 변경관리기록
- 안정성평가의 결과
- 반품, 불만 및 회수에 대한 기록
- 시정조치에 대한 기록

◎ 평가결과에 따른 기준일탈 또는 편향에 대하여는 조사를 한 후 필요한 조치를 마련한다.

◎ 품질평가는 매년 정기적으로 실시하고 기록하여야 한다.

08. 제조관리

1) 제조공정관리

◎ 제품의 제조단위마다 다음 사항이 포함된 제조기록서를 작성하여야 하되, 제조기록서는 제조지시서와 통합하여 작성할 수 있다.
- 제품명, 제형 및 성질·상태
- 제조번호, 제조연월일 및 유효기한 또는 사용기한
- 제조단위
- 원료약품의 분량, 제조단위당 실 사용량 및 시험번호와 실 사용량이 기준량과 다를 경우에는 그 사유 및 산출근거
- 공정별 작업내용 및 수율과 수율관리기준을 벗어난 경우에는 그 사유
- 공정 중의 시험결과 및 부적합 판정을 받은 경우에 취한 조치

- 중요공정에서의 작업원의 성명, 확인자의 서명, 작업 연월일 및 작업시간
- 사용한 표시재료의 시험번호 또는 관리번호와 견본
- 중요 사용 기계·설비의 번호 또는 코드
- 특이사항(관찰사항 등)

◎ 해당 작업에 종사하지 아니하는 자의 작업소 출입을 제한하여야 한다.

◎ 작업 전에 시설 및 기구의 청결상태를 확인하여야 한다.

◎ 작업 중인 작업실과 보관용기 및 기계·설비에는 제품명과 제조번호 등을 표시하여야 한다.

◎ 반제품은 제품의 균질성을 확보하기 위하여 필요한 공정에서 적절한 시험을 하여 완제품의 규격에 맞도록 하여야 한다.

◎ 반제품은 신속하게 제조공정을 완료하되, 보관 시에는 품질이 변하지 아니하도록 보관하여야 한다.

◎ 이론 생산량과 실 생산량을 비교하여 수율관리기준을 벗어난 경우에는 그 원인을 조사하고 대책을 수립하여 시행하여야 한다.

◎ 의약품을 제조하는 경우에는 미생물의 오염방지에 유의하고 청정등급에 맞도록 관리하여야 한다.

◎ 멸균조작이 필요한 의약품은 멸균 전과 멸균 후의 반제품 상호간에 혼동이 일어나지 아니하도록 관리하여야 한다.

◎ 제조용수의 수질을 작업 시마다 규정된 방법에 따라 확인하여야 한다.

◎ 제조공정 중 기준일탈한 반제품을 재가공하는 경우에는 품질(보증)부서 책임자의 승인을 받아야 하며 그 기록을 보관하여야 한다.

◎ 발열성물질시험이 적용되는 의약품의 용기나 마개는 발열성물질을 제거하기 위하여 세척·멸균하여야 한다.

◎ 완제품의 품질을 보증하기 위하여 중요 공정에 설정된 작업시간을 벗어난 경우에는 제품의 품질에 영향이 없음을 규명하고 그 관련기록을 보관하여야 한다.

2) 포장공정관리

◎ 다른 의약품이나 다른 제조단위를 동시 또는 연속하여 포장할 경우에는 의약품 상호

간의 혼동 및 교차오염과 자재 상호 간의 혼동이 일어나지 아니하도록 작업실을 구획하는 등 적절한 방안을 마련하여야 한다.

◉ 포장작업을 시작하기 전에 이전 작업의 포장재료가 남아있지 아니한지를 확인하여야 한다.

◉ 표시재료는 작업 전에 품질(보증)부서의 승인 여부와 제조번호 등 인쇄내용이 정확한지를 확인하고 사용하여야 하며, 포장라인 중 인쇄되는 자재는 그 내용이 제조 기록서에서 지시한 대로 인쇄되고 있는지를 확인하여야 한다.

◉ 포장작업 중인 작업실, 포장라인 또는 기계·설비에는 제품명과 제조번호를 표시하여야 한다. 마. 포장작업이 끝나면 자재의 인수량과 사용량을 비교하여 차이가 있을 경우에는 원인을 조사하여야 하며, 사용하고 남은 자재는 입·출고 내용을 기록하고 자재보관소로 반납하거나 폐기하여야 한다.

◉ 제품의 표시사항과 포장의 적합 여부를 확인·기록하여야 한다.

◉ 포장작업이 완료된 완제품은 품질(보증)부서의 적합 판정이 나올 때까지 다른 제품과 혼동되지 아니하도록 보관하여야 한다.

◉ 의약품의 용기나 포장에 대하여 필요한 경우에는 기밀 또는 밀봉 등의 시험·검사를 하여야 한다.

◉ 포장작업을 한 작업원의 성명과 확인자의 서명을 기재하여야 한다.

3) 반품 및 재포장

◉ 반품된 제품에 대하여는 품목명, 제조번호, 수량, 반품 사유, 반품업소 및 반품일자와 그 처리내용 및 처리일자 등 반품에 관한 내용을 기록하여야 한다.

◉ 유통과정에서 반품된 제품으로서 다음 사항을 모두 만족한 경우에는 재입고 또는 재포장할 수 있다.

- 적절한 조건에서 보관되었다는 것이 확인된 경우
- 직접용기가 파손되지 아니한 경우
- 사용기한 또는 유효기한이 충분히 남아있는 경우
- 시험·검사결과 품질기준에 적합하다는 것이 확인된 경우

◉ 재입고 또는 재포장 작업은 품질(보증)부서 책임자의 승인이 있어야 하며, 재포장을

하는 경우에는 품목 및 제조번호에 따라 재포장을 지시하고 기록서에 의하여 작업하고 적합으로 판정된 후 입고하여야 한다.

◉ 재포장한 제품에는 제조번호 등에 재포장한 것임을 나타내는 표시를 하여야 하며, 사용기한 또는 유효기한을 변경해서는 안 된다.

◉ 재입고 또는 재포장할 수 없는 반품인 경우에는 따로 보관하고, 규정에 따라 신속하게 폐기하여야 한다.

09. 제조위생관리

1) 작업원의 위생

◉ 작업원은 청정구역과 작업의 종류에 따라 규정된 작업복, 신발, 모자, 마스크 등을 착용하여야 한다.

◉ 신규 작업원 및 재직 중인 작업원은 정기적으로 건강 진단을 받아야 한다.

◉ 전염성질환 등으로 인하여 의약품의 품질에 영향을 미칠 수 있는 작업원은 의약품과 직접 접촉하는 작업에 참여하여서는 안 된다.

2) 작업소의 위생관리

◉ 오염과 혼동을 방지하기 위하여 정리정돈을 잘하고 청결을 유지할 수 있도록 청소하여야 한다.

◉ 작업소의 청소는 청소방법, 청소주기 및 확인방법에 대한 규정에 따라 하여야 한다.

◉ 청정구역은 청정등급에 맞는 청정도가 유지되도록 관리하고 정기적으로 점검하여야 한다.

◉ 작업소 및 보관소에 음식물을 반입하거나 같은 장소에서 흡연을 하여서는 안 된다.

◉ 해충이나 쥐를 막을 대책을 마련하고 정기적으로 점검·확인하여야 한다.

3) 제조설비의 세척

◉ 제조설비의 세척에 사용하는 세제 또는 소독제는 잔류 하거나 적용하는 표면에 이상을 초래하지 아니하는 것이어야 한다.

◉ 세척한 제조설비는 다음 사용 시까지 오염되지 않도록 유지·관리하여야 한다.

◉ 제조설비의 세척은 세척작업원, 세척작업일 및 세척에 사용된 약품 등을 기재한 세척기록과 그 기계·설비를 사용한 품목 등 사용기록을 날짜순으로 작성하여 추어 두어야 하되, 세척기록과 사용기록은 통합하여 작성할 수 있다.

10. 원자재 및 제품의 관리

1) 입고관리

◉ 반입된 원자재는 시험결과 적합판정이 날 때까지 격리·보관하여야 한다.

◉ 반입된 원자재의 외관 및 표시사항을 확인하고 제조번호가 없는 경우에는 관리번호를 부여하여 겉포장의 먼지를 제거한 후 보관하여야 한다.

◉ 원자재가 반입되면 제조단위 또는 관리번호별로 시험용 검체를 채취하고 시험 중임을 표시하며, 검체의 용기·포장에 검체명, 제조번호, 채취일자, 채취자 등을 표시하여야 한다.

2) 보관관리

◉ 보관업무에 종사하지 아니하는 자의 보관소 출입을 제한하여야 한다.

◉ 원료약품, 자재, 완제품, 부적합품 및 반품된 제품은 각각 구획된 장소에 종류별로 보관하여야 한다. 다만, 원자재 및 완제품이 혼동을 일으킬 우려가 없는 시스템에 의하여 보관되는 경우에는 그러하지 아니하다.

◉ 원자재 및 완제품은 제조번호 또는 관리번호별로 시험 전후를 표시하고 구분·보관하여야 한다.

◎ 원자재 및 완제품은 바닥과 벽에 닿지 아니하도록 보관하고 선입선출에 의하여 출고할 수 있도록 정리·보관하여야 한다.

◎ 시험결과 부적합으로 판정된 원자재는 부적합 표시를 하여 다른 원자재와 구별하고 신속하게 처리하여야 한다.

◎ 원자재, 반제품 및 완제품은 품질에 나쁜 영향을 미치지 아니하는 조건에서 보관하여야 한다.

◎ 표시재료는 제품별, 종류별로 구분·보관하여야 하며 표시내용이 변경된 경우에는 이전의 자재와 섞이지 않도록 조치를 강구하여야 한다.

3) 출고관리

◎ 출고는 선입선출방식으로 하여야 하며, 그러지 아니할 경우에는 타당한 사유가 있어야 한다.

◎ 원자재는 시험결과 적합으로 판정된 것만을 작업소로 보내야 한다.

◎ 완제품은 품질(보증)부서 책임자가 출하 승인한 것만을 출하하여야 하며 제품명, 제조번호, 출하일자, 거래처 및 수량 등을 기록·관리하여야 한다.

11. 불만처리 및 제품회수

◎ 제품에 대한 불만을 효과적으로 처리하기 위하여 불만처리규정을 작성하고 불만처리위원회를 구성하여 운영하여야 한다.

◎ 소비자로부터 불만을 접수한 경우에는 신속하게 불만 내용을 조사하여 그 원인을 규명하고, 재발방지대책을 마련하며 소비자에게는 적절한 조치를 하여야 한다.

◎ 불만처리기록에는 다음 사항이 포함되어야 한다.
- 제품명 및 제조번호
- 불만제기자의 이름 및 연락처
- 불만 접수연월일

- 불만내용
- 불만처리 결과 및 조치사항

◉ 출하된 제품에 중대한 결함이 있는 경우에는 신속히 조치하고 그 기록을 보존하여야 하며, 재발방지대책을 수립하여 시행하여야 한다.

◉ 회수품은 격리·보관하고 정하여진 규정에 따라 조치하여야 한다.

12. 변경관리

◉ 기계설비, 원자재, 제조공정, 시험방법 등을 변경할 경우에는 제품의 품질 또는 공정의 재현성에 미치는 영향을 검토하여야 하고, 충분한 데이터에 의하여 품질관리기준에 맞는 제품을 제조한다는 것을 확인하고 문서화하여야 하되, 필요한 경우에는 밸리데이션과 안정성시험 및 원자재의 제조업자 평가 등을 실시한다. 다만, 임상시험에 사용되는 의약품은 제외한다.

◉ 변경된 내용을 실시할 경우에는 관련문서의 개정, 작 업원에 대한 교육·훈련 등의 필요한 조치를 수립하여 시행하여야 한다.

13. 자율점검

◉ 계획을 수립하여 자체적으로 제조 및 품질관리가 이 기준에 맞게 이루어지고 있는지를 정기적으로 자율점검 하여야 한다. 다만, 기준일탈이나 제품회수가 빈번하게 발생하는 등 특별한 경우에는 추가로 실시하여야 한다.

◉ 자율점검을 실시할 수 있는 자는 품질보증부서 책임자 또는 품질보증부서 책임자가 지정하는 자로서 이 기준에 대한 지식과 경험이 풍부한 자이어야 하며, 필요한 경우에 는 외부 전문가에게 의뢰하여 실시할 수 있다.

◎ 자율점검은 사전에 실시의 목적·범위 등을 정하여 실시하며, 자율점검결과와 개선 요구사항 등이 포함된 보고서를 작성하여야 하고, 개선요구사항에 대하여는 기한을 정하여 개선하여야 한다.

14. 교육 및 훈련

◎ 교육책임자 또는 담당자를 지정하고 교육·훈련의 내 용 및 평가가 포함된 교육·훈 련규정을 작성하여야 하되, 필요한 경우에는 외부 전문기관에 교육을 의뢰할 수 있다.

◎ 작업원에 대한 교육·훈련은 연간계획을 수립하여 실시하며, 작업원이 맡은 업무를 효과적으로 수행할 수 있도록 제조·품질관리 및 그 밖에 필요한 사항에 대하여 실시 하여야 한다.

◎ 교육 후에는 교육결과를 평가하고, 필요하면 재교육을 하여야 한다.

15. 실태조사

1) 평가

◎ 식품의약품안전청장은 이 기준의 적용대상이 되는 의약품에 관한 제출 자료가 이 기 준에 적합한지 여부를 평가한다.

◎ 가목에 따른 평가를 하려면 해당 의약품은 품목별로 3개 제조단위 이상에 대하여 이 기준을 적용한 실적이 있어야 한다.

2) 판정

◎ 식품의약품안전청장은 제15.1호에 따른 평가 시 관련 단체에 제출자료에 대한 검토

를 의뢰할 수 있다.

◎ 식품의약품안전청장은 품목별로 이 기준에 맞는지를 판정하기 위하여 제조소에 대한 실태조사를 실시할 수 있다.

◎ 의약품의 제조업자 또는 수입자 등은 수익자부담원칙에 따라 실태조사에 필요한 경비의 전부 또는 일부를 부담한다.

3) 조사관

◎ 식품의약품안전청장은 제15.2호나목에 따른 실태조사에 만전을 기하기 위하여 약사 감시원 중에서 이 기준에 맞는지를 판정하는 조사관을 둔다.

◎ 가목에 따른 조사관은 다음 중 어느 하나에 해당하는 자로서 민간위탁 교육기관의 의약품 제조 및 품질관리기준 조사관 교육을 이수한 자 중에서 임명한다.

- 약사 또는 한약사
- 이 기준에 대한 풍부한 지식과 경험을 가진 자

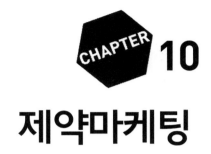

CHAPTER 10

제약마케팅

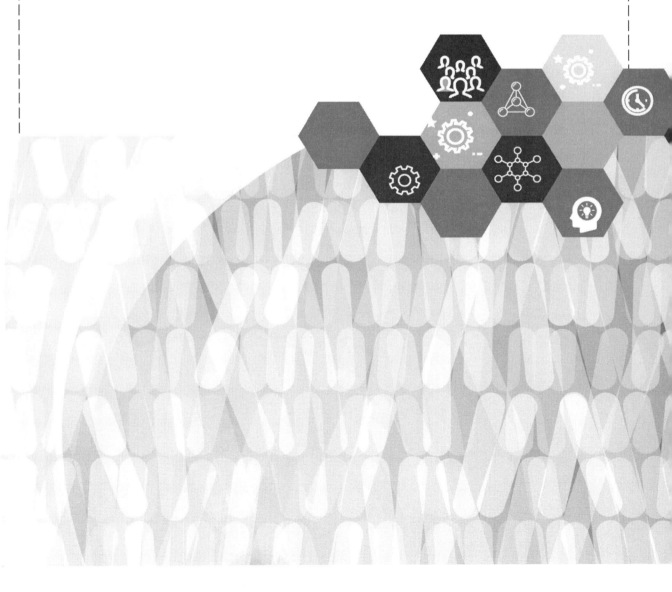

CHAPTER 10 _제약마케팅

01. 영업마케팅 조직

1) 국내제약회사 영업마케팅 조직

한독약품, 유한양행, 한미약품, 동아제약, 녹십자 등 국내제약회사들은 대부분 영업마케팅 조직뿐만 아니라 안전하고 우수한 의약품 생산을 위해 GMP 시설을 갖춘 생산시설을 갖추고 있다. 대부분 국내제약회사는 영업부와 마케팅부가 혼재되어 있고 영업부 내에 ETC 사업부와 OTC 사업부로 구분되어 있다. 또한 의료기관 분류에 따라 종합병원, 준종합병원, 개인의원 담당자로 구분하기도 한다. 영업사원은 주로 여러 개 품목을 담당하는 경우가 있어 제품에 대한 전문성은 다국적회사와 차이가 있을 수 있었지만 일부 국내회사들의 영업조직은 다국적회사의 영업조직과 유사하게 매우 전문성 있는 영업조직을 갖추고 있다. 국내제약회사의 영업마케팅조직의 예를 한독약품을 통해서 보면 다음 그림과 같다. 2012년 선진화된 한독약품의 영업마케팅조직을 보면 매우 전문적인 것을 알 수 있다.

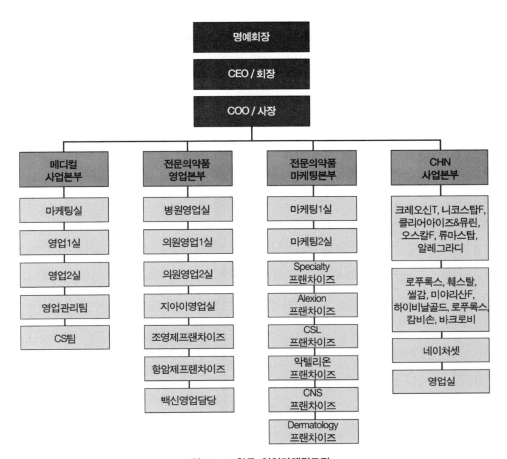

그림 10-1. 한독 영업마케팅조직

2) 다국적 제약회사(Pharmaceutical Muti-national Company) 영업마케팅 조직

화이자, 사노피, 노바티스, 로슈, GSK 등 다국적 제약회사는 주로 생산조직은 없고 판매조직만 있는 경우가 대부분이다. 영업조직은 주로 수평적 조직이며 전문적인 조직으로 구성되어 있다. 예를 들면 순환기계 약물 파트, 내분비계 약물 파트, CNS 약물 파트 등으로 구분되어 있다. 일부 회사는 질병별로 조직이 구분되어 있다. 한국 사노피의 경우 당뇨병 조직 중 인슐린 담당 조직, 항암제 조직 중 유방암 약물 담당 조직으로 보다 세분화된 조직을 갖추고 있어 국내회사 영업조직과 비교하여 보다 전문적이라 할 수 있다. 또한 대부분 영업조직을 팀제로 운영하여 권한과 책임이 분명하여 보다 신속한 의사결정과 업무 진행이 가능한 조직이다.

02. Premarketing의 중요성

제약마케팅이란 인간의 생명과 삶에 지대한 영향을 미치는 특수 제품인 의약품을 대상으로 하기 때문에, 사용자와 구매 결정자가 다르고 사용자와 제품 비용을 지불하는 경제 주체가 다른 특수한 환경에서의 마케팅이다. 그렇기 때문에 제약마케팅은 의약품 산업의 환경과 제도를 포함한 의약품 산업 전반을 이해해야 한다.

제약마케팅은 의약품을 통한 의료에 초점을 두는 것으로 의약품 그 자체에 초점을 두는 것이 아니다. 제약마케팅은 제약회사나 보건 의료인인 의사나 약사를 위하는 것이 아니라 환자를 위해 존재한다. 제약마케팅의 역할은 고객의 요구(needs)를 파악하여 제품을 이들 요구에 맞게 개선하고 이렇게 만들어진 제품을 의사에게 유용성과 임상적 특성, 적정사용 및 사용 시 환자들이 받을 이점 등을 전달하는 것으로, 즉 유효한 치료법을 환자 개인의 특성에 맞게 연계하는 것이다. 마케팅은 바로 연구 실험실에서 환자에 이르기까지 의약품 흐름에서 반드시 발생해야 할 기술 및 정보의 전달 역할을 한다. 제약마케팅의 근본 역할은 기술전달이다. 약물치료는 의약품이 필요한 시간에 필요한 곳에 있을 때만이 가치를 갖는다. 의약품 연구개발의 핵심은 화학적 화합물이 인체에 어떻게 작용하는가에 관한 정보를 조합하는 일이다. 제약마케팅의 핵심은 이들 정보를 의사, 약사와 같은 의료인에게 전달해 주는 일이다.

제약마케팅은 다른 컨슈머 마케팅과 비교해보면 그 접근 방법이나 원리는 비슷하지만 제약 산업 자체가 다른 산업에 비해 많은 규제가 따르는 것이 다른 점 중 하나이다. 제약 마케팅은 일반 소비자를 대상으로 하는 컨슈머 마케팅과는 달리 환자의 질병과 건강을 다루는 만큼 많은 규제가 있고 또한 의약품의 최종 수혜자인 환자들이 치료받기까지 보건 당국의 신약허가결정, 보험약가 및 가이드라인 결정, 병원구매 및 의사의 처방결정까지 다양한 관계자와 연관되어 있다.

제약마케팅은 제품 출시 6개월간의 활동에 따른 SOV/SOM, Positioning Message, Marketing sales Input에 따라 제품의 성공과 실패를 가늠해 볼 수 있으며, 이후 2년 이내에 해당 TC(Target Consumer)에서 1등이나 2등 제품으로 성장하는지 여부를 판단할 수 있다. 그만큼 초기 마케팅 전략이 중요하며, 첫 제품 출시에 실패한 제품을 Repositioning

하는 경우에는 더 많은 자원이 투여되어도 실패하는 경우가 대부분이다. 따라서 Prelaunch marketing의 중요성은 아무리 강조해도 지나치지 않다. 제품 출시 전에는 최소한 1년 전에 Marketing Plan이 준비되어 있어야 하고, 3~6개월 전에는 영업 팀이 활동을 개시해야 한다. 이 단계에서는 Market research를 통해 제품의 Market size, Growth rate, Market Potential, Product Profile test, Strength-Weakness, Communication message, Positioning 등을 파악하여 Marketing Plan에 반영해야 하고, Innovator Group을 통해 Advocator Group을 조직하여 MTL(Medical Thought Leader)로 하여금 제품에 대한 Noise Level을 지속적으로 높여줘야 한다. 그 외 PR/ads planning, Pricing & Reimbursement planning, Supply chain 및 Medical- Regulatory Planning 그리고 Segmentation-Targeting을 통한 Sales resource allocation planning, sales force sizing이 이뤄져야 한다. 이 시기에 준비되는 Marketing Strategy, Promotion Strategy 및 Product Strategy가 제품 초기 역동성에 기여하는 바가 매우 크기 때문에 제약마케팅은 사전 마케팅이 중요하다.

03. 제약마케팅의 특수성

1) 제약마케팅이 특수한 이유

제약마케팅의 특수성은 다른 소비재와는 달리 소비자의 선택권이 제한된다는 점이다. 처방하는 의사를 통해 소비자의 질환 특성에 맞게 선택되고, 약사에게 조제되어 소비자에게 전달하는 구조이다. 더구나 처방의의 의약품 선택에 있어서도 자유롭지만은 않다. 처방의가 속한 병원의 의약품 선정기준에 따라 처방이 제한될 수 있다. 미국의 경우 보험회사인 HMO(Health Management Organization) 혹은 이들이 약제관리만 외부에 위탁하는 약제관리 위탁회사인 PBM(Pharmacy Benefit Manager)의 철저한 관리에 의해 약제 선택권이 제한되기도 한다. 또 다른 특수성은 경제주체의 상의성이다. 최종 소비자인 환자가 구매에 대한 지불을 전적으로 지불하는 것이 아니라, 소비자 일부부담으로 나머지는 국가 혹은 보험회사가 지불하는 구조로 소비자는 자신이 구매한 의약품의 재화적 가치에 대한

민감성이 떨어진다. 바로 이러한 점에서 의약품은 다른 컨슈머 제품과 구분된다.

제약마케팅도 다른 산업 마케팅과 비슷하지만 사람의 건강에 직접 영향을 미치는 제품들을 마케팅 한다는 점이 다르다. 따라서 제약마케팅은 식품의약품안전처의 규제를 엄격히 받는다. 시판된 의약품이 마케팅과정에서 표기되는 모든 용어와 특·장점은 과학적 데이터에 의해 입증되어야 한다. 효능, 안전성 그리고 삶의 질 향상과 같은 주장들은 임상실험을 통해 입증되어야 의사와 환자들의 위험을 줄일 수 있다. 또한 흔한 부작용과 위험들은 의약품 프로모션할 때 반드시 함께 고지하도록 되어 있다. 이러한 책임에 대해서는 프로모션 단계에만 신경 쓰는 것이 아니라 의약품의 생산, 임상실험, 연구개발, 학술부 등 제품과 관련된 모든 부서가 함께 해야 한다. 마케팅은 소비자들의 사고를 전환시키는 과정을 통해 가치를 창출하는 일이다. 그러므로 제약마케팅은 처방이 필요한 전문의약품과 일반의약품(OTC : Over The Counter Drug)에 따라 전문의약품과, 제네릭 의약품에 따라 제네릭 의약품과, 개량신약 의약품에 따라 마케팅전략을 차별화해야 한다.

(1) 전문의약품 vs 일반의약품 마케팅

처방이 필요한 전문의약품과 일반의약품은 같은 분야에서 많은 공통점을 가지고 있기 때문에 시장에서의 전술이나 홍보 전략이 같은 것이라고 생각하기 쉽다. 그러나 이 두 의약품이 유사한 메시지를 전달하더라도 주요 소비층과 그들의 니즈는 각각 다르다. 전문의약품 시장에서의 주 고객은 의사, 약사, 도매업자, 소비자이다. 소비자들은 다양하지만 궁극적으로 의약품을 소비하기 위해 같은 결정을 한다. 그러나 일반의약품 소비자는 현저히 다른 생각을 한다. 의사에게 일반의약품 제조사가 주위를 기울이지 않는다. 대신에 OTC 마케터들은 구매력이 높은 일반 소비자에게 집중한다. 중간에 처방자가 없기 때문에 OTC 시장은 여타의 소비자 제품 시장과 유사한 부분이 있다. 따라서 일반의약품 생산자는 한 번에 주목을 끌고 기억할 만한 브랜드를 만들어야만 한다. 일반의약품 마케팅 전략은 그들의 브랜드가 잘 자리 잡을 수 있도록 높은 품질을 갖거나 소비자가 쉽게 접할 수 있는 저렴한 가격을 제시해야만 한다.

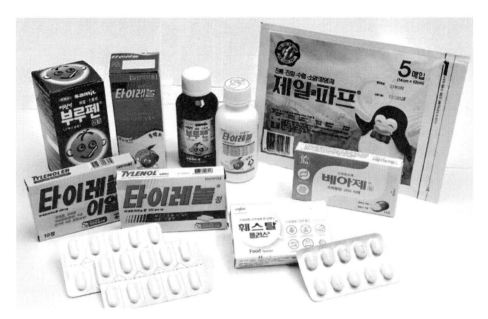

그림 10-2. OTC제품

(2) 전문의약품 vs 제네릭 의약품 마케팅

1984년, Hatch-Waxman 법으로 알려진 의약품 가격분쟁과 특허 연계법(Drug Price Competition and Patent Team Restoration Act)은 근래 제네릭 의약품 시장을 부흥시켰다. 제네릭 제조사들이 더 이상 브랜드 의약품의 기전을 똑같이 가지고 있을 필요가 없고 작용시간 부분만 승인받도록 하면 된다. 사실 Hatch-Waxman 법이 통과하기 전엔 특허가 만료된 오리지널 약의 35%만이 제네릭 의약품을 가지고 있었다. 현재 제네릭 의약품 제조사들은 더 낮은 가격으로 높은 매출을 기록하고 있다. 브랜드 의약품의 최우선 고객이면서 마케팅 포커스를 두고 있는 주체는 의사이다. 제네릭 의약품 시장에서의 약은 상품으로 생각한다. 따라서 제네릭 의약품의 마케팅전략은 다른 의약품과 다르게 4P에 해당하는 가격(Price), 유통(Place), 제품(Product), 판촉(Promotion) 중 가격에 가장 초점을 맞춰 진행한다. 제네릭 시장에서의 가장 큰 차이점은 의사가 최우선 고객이 아니라는 점이다. 일반적으로 의사가 선택하는 의약품은 제약사 입장에서 볼 때는 시장에서 유리한 입지를 다지기 쉽다. 그러나 의사들은 환자들이 요구하는 약을 선택해서 제공했고, 그 결과 제약회사는 의약품을 공급하는 회사들을 공략했다. 유통과정도 공동구매나 도매업에 따라서 의약품 공급자에게 영향을 줄 수 있다. 의약품 종류와는 상관없이 제약시장에서 소비자를 충족시키는 것은 가장 중요한 마케팅 전략이다. 제네릭 마케팅은 고객 중심보다는 제품 중심의 마케팅을 원칙으로 한다. 고객중심의 마케팅은 시장을 이해하고, 고객의 니즈(Needs)와 원츠(Wants)를 파악한 뒤 제품을 발전시켜서 그들의 요구를 만족시켜야만 한다. 제품 중심의 마케팅은 우선 제네릭 제조사들이 제품을 생산하고 시장의 가격적인 면을 중심으로 공략하여 제품이 가능한 많이 팔리게 하는 것을 말한다.

(3) 제네릭 의약품 vs 개량신약 의약품

개량신약을 출시하는 이유 중 가장 큰 이유는 제네릭보다 먼저 출시가 될 수 있다는 점이다. 기존에 오리지널 약물은 특허법으로 보호가 되어 보통 20년 정도 지나야 제네릭이 나올 수 있다. 하지만 개량신약인 경우는 제네릭보다 1~2년 먼저 출시가 될 수도 있다. 또한 개량신약으로 출시할 경우 종합병원 약물심사위원회(DC, Drug Committee)에서 유리한 Position을 가질 수 있다. 병원에 제네릭 의약품을 신규 리스팅하는 것보다 개량신약을 리스팅하는 것이 매우 유리하다. 제네릭은 수많은 회사에서 동일하게 만들어 내지만 개량신약은 몇몇 회사 혹은 한 회사에서 출시하기 때문에 경쟁도 비교적 적어 병원에 신규 진입하기 유리하다. 개량신약 개발 비용은 제네릭 개발비용보다 더 많이 들기 때문에 2~5개 회사가 같이 투자하여 개발하는 경우가 많다. 수십 개의 제네릭들과 경쟁하는 것에 비해 2~5개 회사와 제네릭이 출시되기 전에 먼저 경쟁한다는 장점이 있다. 하지만 개량신약의 특·장점과 이점을 적극적으로 홍보하지 못하면 일반 제네릭 의약품으로 전락할 수 있기 때문에 pre-marketing이 매우 중요하다.

04. 제약영업마케팅(Commercial Operation)의 종류

1) 디테일링(Detailing)

지난 수십 년간 제약영업사원은 브랜드 의약품에 관한 기본 메신저 역할을 해왔다. 의사에게 디테일링하는 것이 제약산업을 크게 성공 시킨 중요한 하나의 요인이다. 디테일링은 정확한 메시지를 정확한 빈도로 정확한 의사에게 전달하는 것으로 정리된다. 정확한 메시지는 제품의 특징과 이점을 설명하는 것으로, 반드시 사실을 기반으로 하며 처방하는 의사에게 꼭 필요한 정보여야 한다. 정확한 빈도는 메시지를 전달하는 횟수를 말한다. 의사가 특정 제품에 대한 선호가 생기기 이전에 메시지를 전달해야 한다. 정확한 의사에게 전달하는 것은 고객을 S&T(Segmentation & Targeting)한 후 제품에 맞는 의사에게 전달하는 것이다. 의약품은 제품에 따라 S&T(Segmentation & Targeting)가 다를 수 있는 특수성을 갖고 있다. 예를 들어 골다공증 의약품은 여러 과에서 공통으로 사용하는 약품 중 하나다. 골다공증을 진료하는 주요 과는 내분비내과, 정형외과, 산부인과지만 처방하는 과는 주요 진료과뿐만 아니라 류마티스내과, 신경외과, 가정의학과, 마취통증의학과 등 골다공증 위험이 있는 환자를 진료하는 모든 과가 해당된다. 물론 골다공증 약물 중 같은 class인 약물도 약품의 작용기전에 따라 target 과와 target 의사가 달라질 수 있다. 또한 내분비내과는 주로 당뇨병, 갑상선질환을 진료하지만 골다공증을 전문적으로 진료하는 병원과 내분비내과 의사가 있기 때문에 더욱 정확한 S&T가 요구된다.

2) 공동 프로모션(co-promotion) 마케팅

공동 프로모션이란, 같은 제품을 공동으로 프로모션을 진행하는 것을 말하며, 흔히 소규모 회사와 대규모 회사 간에 진행하는 마케팅 방법이다. 소규모 회사가 대규모 회사와 파트너를 맺고 상호 간의 이익이 충돌 빚지 않는 선에서 공동으로 그 제품을 프로모션하는 것을 말한다. 공동 프로모션은 특히 해당 치료분야에 경험이 많고 그 분야 전문가들과의 관계가 형성돼 있는 숙련된 영업마케팅 인력들도 구성되어 있어 두 회사의 공동 목표를 달성하기 위하여 양사의 자원을 최적화한다는 장점이 있다. 영업 마케팅을 개별적으로 시행하여 두 회사 간의 목표가 다를 수 있는 co-marketing과는 구별된다. co-marketing은 1개의 제품을 다른 제품명으로 허가 받아 두 개의 회사가 판매하는 것을 말한다.

당뇨병 치료제인 DPP-4 억제제 계열에 속한 한국노바티스의 '가브스'는 '아마릴'로 당뇨 시장에서 경쟁력을 보유하고 있는 ㈜한독의 힘을 빌려 성공적인 시장안착을 하기 위하여 ㈜한독과 공동 프로모션(co-promotion)을 체결하여 매우 성공적으로 시장을 주도하면서 매출 성장을 기록했다.

3) CSO(Contract Sales Organization)활용 마케팅

소규모 제약회사가 사용하는 또 다른 방법으로 CSO(Contract Sales Organization) 활용이 있다. 새로운 지역에서 경험과 자원이 부족한 제약 기업에게 가장 용이한 방안이다. CSO(Contract Sales Organization)은 의사와 친밀한 숙련된 영업 전문 인력을 고용해 계약된 제품의 특정 기능과 장점에 대한 교육을 한다. CSO와 파트너를 맺는 이유는 이 일을 위한 전담 영업팀을 만들고 유지하는 것보다 비용이 저렴하므로 제품을 생산하는 입장에서는 큰 장점이다. 최근 제약산업이 성장하면서 과별, 질환별, 제품별로 CSO를 활용하여 마케팅하는 회사가 늘어나고 있다. 이미 선진국은 CSO(Contract Sales Organization)의 비중이 약 15~20%의 비중을 차지하며 그 역량을 강화하고 있다. 국내에는 의약분업 초기에 유디스 등이 전문 CSO 업체로 활동을 시작했다. ㈜유디스는 한국 사노피 제품을 성공적으로 안착시켰다. 최근 인벤티브 헬스 코리아 등 다국적 CSO 회사가 하나 둘 국내에 진출하고 있다. CSO를 활용한 영업 아웃소싱은 초기 투자 감소, 비용 절감, 시간 단축, 전문성 제고, 운영상의 융통성 등 많은 장점이 있다.

05. 제약마케팅의 새로운 변화

1) 마케팅 믹스의 변화 4P → 4C

1960년대 초 미국 마케팅 학자 제롬 매카시(E, Jerome McCarthy) 교수가 마케팅 4P(Price, Place, Product, Promotion)을 사용한 이래로, 4P는 마케팅 전략을 개발하는 조직들의 기준이 되었다. 과거에는 영업사원이 의사에게 제품을 홍보하고 의사가 그 제품을 환자에게 처방했던 간단한 과정이었으나, 오늘날에는 여러 이해 당사자들이 마케팅과 영업과정에 관여한다. 또한 의사 접촉의 감소, 홍보 수단의 제한, 가격압박의 증가 등과 같은 새로운 외부 요소들이 생겨나면서 과거의 4P가 도전에 직면하게 되었고, 마케팅 채널이 과거의 4P를 넘어 새로운 마케팅의 변화를 가져오게 하였다.

제롬 매카시 교수가 제창한 개념 4P는 판매자 입장에서 접근한 것이며, 고객의 입장에서 바라본 관점은 로버트 로터본 교수가 정의한 4C이다. 그리고 이들은 유기적으로 연결되어 있다. 앞장에서도 언급했지만 제약마케팅 개념에서 다시 살펴보면 다음과 같다. 4P 전략이라는 전통적인 마케팅 믹스 대신 등장한 개념이 4C 전략이다. 4C 전략으로는 Customer value(고객가치), Cost to customer(고객비용), Convenience(편리성), Communication(커뮤니케이션)을 들 수 있다. 이 방법은 고객의 다양한 니즈를 Communication 방법을 활용하여 고객에게 보다 신속하게 제품을 제공하여 고객이 편리하게 그리고 고객에게 이익이 되도록 하는 방법이다. 예를 들면 고객의 Convenience(편리성) 관점에서 약품의 제제가 발전하고 있다. 하루 3번 복용하는(TID) 제제에서 하루에 두 번(BID), 하루에 한 번(QD), 일주일에 한 번(Weekly)으로 복용하는 약이 개발되어 환자의 편리성을 높여 주고 있다. 이는 결국 환자의 복약순응도(Compliance Rate)를 높여 환자의 삶의 질(QOL : Quality Of Life)을 높여준다. 미래에는 환자의 편리성 입장에서 반년에 한 번 혹은 1년에 한 번 혹은 평생에 한 번 투여하는 약이 개발될지도 모른다. 즉 환자의 입장에서 제품이 개발되고 더불어 마케팅 전략이 급격하게 변하고 있다.

2) 미래 의료의 새로운 4P

초고령화 시대가 도래하는 이 시점에서 현재 치료 중심의 의료는 국가나 개인이 감당할 수 없을 만큼의 의료비 지출증가가 예상된다. 우리는 건강한 미래를 위해 현재에서 대처할 수 있는 예방과 조기진단으로서의 통합적이고 체계적인 분석을 통해 조기에 질병을 예측하거나 예방할 수 있도록 고도의 지적기술과 최신의 의료장비가 가능하게 할 것이다. 인공지능(AI : Artificial Intelligence)이 빅데이터를 검색, 분석한 결과를(데이터마이닝 : data mining) 토대로 제안한 진단결과를 참고해 의사 결정을 내리면 혹시 모를 실수를 미연에 방지할 수 있고 '진단 정확도가 높아지면 의사와 환자 모두 안전할 수 있다'라는 예측이 가능하다.

미래의 의료가 지향하는 바를 흔히 4P 의료라고 표현한다. 예방 의료(Preventive medicine)와 예측 의료(Predictive medicine), 맞춤 의료(Personalized medicine), 참여 의료(Participatory) 등 P로 시작하는 네 단어로 의료의 궁극적 지향점을 나타낸 것이다.

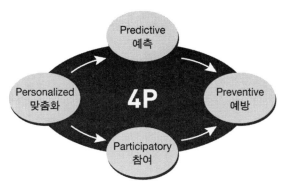

그림 10-3. 4P 의료

(1) 예방 의료(preventive medicine)와 예측 의료(predictive medicine)

환자에 관한 데이터는 예방 의료(preventive medicine)와 예측 의료(predictive medicine)의 구현에도 큰 역할을 한다. 이 역시 유전 정보 및 센서를 통해서 환자의 상태를 파악하는 것이 중요하기 때문이다. 특히 사물 인터넷 센서 등을 활용하면 환자의 상태를 실시간, 지속적, 정량적으로 파악함으로써 질병의 발병, 재발, 악화를 사전에 예측하고 더 나아가 예방까지도 가능하게 할 수 있다.

우선 유전 정보의 분석을 통해 개인 환자에게 유전적으로 발병 위험성이 높은 질병을 파악할 가능성이 있다. 안젤리나 졸리의 사례에서 보듯이 특정 유전자를 분석하면 유방암과 난소암의 발병 위험도를 계산할 수 있고, 고위험군의 경우에는 예방적인 치료를 받을 수도 있다. 잘 알려진 사실로, 안젤리나 졸리는 유전자 분석을 통해 유방암과 난소암의 발병 위험도가 각각 87%, 50%로 매우 높음을 알게 되었다. 이에 따라 안젤리나 졸리는 유방암과 난소암을 예방하기 위해 2013년에는 유방 절제술을, 2015년에는 난소 및 난관 절제술을 받았음을 뉴욕타임즈에 고백한 바 있다.

일반적으로 질병은 유전적인 요인뿐만이 아니라, 환경적인 요인도 영향을 받는다. 그런 의미에서 유전 정보 분석이 결코 만능이라고는 할 수 없지만, 이를 통해 지금도 다양한 질병의 위험도를 알아낼 수 있다. 유방암뿐만 아니라, 린치 증후군(Lynch Syndrome : 상염색체 우성으로 유전되는 질환으로 대장암을 비롯하여 자궁내막암, 난소암등 다양한 장기에 암을 발생시킨다)이나 가족성 선종성 용종증(familial adenomatous polyposis) 등의 대장암, 알츠하이머병(alzheimer's disease), 시력 상실의 원인 중의 하나인 당뇨병, 고혈압 등 대부분 질병을 유전 정보 분석으로 위험성을 미리 판단할 수 있을 것이다.

유전 정보의 분석을 통해 여러 질병의 위험도를 알 수는 있지만, 이것만으로 질병에 언제 걸리게 될지 혹은 언제 재발할지 미리 알기는 어렵다. 질병 악화나 이상 징후를 조기에 알기 위해서는 환자의 종합적인 상태를 실시간으로, 지속적으로 파악하는 것이 중요하다. 이를 위해서 필요한 것이 각종 센서를 통한 모니터링과 이로부터 얻은 데이터의 분석이다.

자동차를 생각해보자. 과거에는 타이어 공기압이나 엔진오일, 부동액, 배터리 등을 정기적으로 직접 체크하거나 정비소에 들러야 한다. 때로는 이상 징후를 조기에 포착하지 못해서 문제가 커진 이후 뒤늦게 정비소를 찾는 경우도 발생한다. 하지만 현재는 각종 센서 등의 발달로 자동차의 상태가 항시 모니터링 되어 있어 이상이 있으면 운전자에게 조기에 경보를 울려줌으로써 많은 사고를 예방할 수 있게 되었다. 자동차의 이상을 감지하는 각종 센서의 종류는 갈수록 증가하여, 현재 수십 개의 센서가 설치되어 있다고 한다. 자동차의 상태를 일 년에 몇 번 체크하는 것에서, 지속적으로 항상 모니터링해 문제의 발생을 사전에 알려주거나 예측할 수 있게 된 것이다. 미래는 인공지능(AI : Artificial Intelligence)을 탑재한 자동차가 생산되어 운전자는 목적지를 입력만하면 인공지능 탑재 자동차는 알아서 목적지까지 도착할 수 있는 시대가 될 것이다.

예방 의료와 예측 의료를 위해서는 지금처럼 일 년에 병원을 몇 번 방문해서 검사를 받거나, 몇 년에 한 번 건강 검진을 받는 것으로는 턱없이 부족하다. 진정으로 예측, 예방 의료를 구현하기 위해서는 일상생활 속에서 지속적으로 환자의 상태를 모니터링하는 것이 필요하다. 즉 각종 센서를 이용해 환자를 지속적으로 모니터링해서 얻은 데이터를 분석해야만 발병 혹은 질병의 진행을 미리 파악하고 예측할 수 있다. 이는 기존의 당뇨병과 고혈압 환자들이 스스로 혈당 및 혈압 등을 측정하는 것보다 훨씬 복합적이며 다양한 데이터를 활용할 수 있다. 예를 들어, 우울증 환자의 경우라면 대화 빈도, 활동량, 말투, 어조, 수면 패턴, 호흡 패턴, 안면 표정, 활력징후, 심박동 변화, 피부활동전위(GSR), 복약 순응도 등을 모니터링하여 종합적으로 상태를 파악하고 더 나아가 향후 상태까지 예측해 볼 수 있다. 천식 환자의 경우라면 대기오염지수, 온도, 습도 등 환경의 환경적인 요인과 활동량, 활력징후, 강제 호흡 배출량(forced expiratory volume), 호흡 패턴, 복약 등의 데이터를 분석하는 것도 가능할 것이다. 울혈성 심부전이라면 체액 상태(fluid status), 수면의 질, 무호흡 발작, 활력 징후, 체중, 복약 순응도 등을 볼 수도 있다. 결국 이렇게

데이터의 측정과 분석은 예방 의료와 예측 의료의 구현을 위해서도 핵심적인 역할을 하는 것이다.

(2) 맞춤 의료(personalized medicine)

맞춤 의료(personalized medicine)는 최근에 유행처럼 번지고 있지만, 사실 의료의 궁극적인 지향점 중의 하나이다. 개별적인 환자들은 모두 다른 유전학적, 생물학적, 생화학적 특성을 지니고 있다. 더 나아가서는 환경적, 생활양식에도 차이를 보인다. 이러한 환자들의 개별적인 차이 때문에 동일한 치료법이나 약, 심지어는 음식에 대해서도 다른 결과를 낳게 된다. 동일한 질병을 가졌다고 할지라도 어떤 환자에게는 효과가 있는 약이 다른 환자에게는 효과가 없거나, 혹은 부작용까지 발생할 수 있다.

이러한 개별 환자의 특성을 분석하고, 차별화된 치료를 제공함으로써 효과는 극대화하고 부작용은 최소화하는 것이 정밀 의료의 목적이라고 할 수 있다. 따라서 정밀 의료의 출발은 개별 환자의 특징과 상태를 분석하는 것이다. 이를 위해서는 해당 환자에 대해서 유전정보를 비롯한 종합적이고 입체적인 데이터를 측정하고 통합함으로써, 우리는 그 환자의 의학적 상태를 근본적으로 정의할 수 있다. 이는 해당 환자를 위한 최적의 치료 방법을 결정하거나 새로운 약이나 의료기기를 개발할 수 있는 기반이 된다.

(3) 참여 의료(Participatory)

환자들의 참여를 통한 의료의 혁신을 이야기 해보려 한다. 과거에 의료는 공급자 중심이었다. 의사는 모든 의학적인 전문성을 독점하고 있었으며, 환자들은 의료 서비스를 일방적으로 제공받기만 하는 수동적인 존재일 뿐이었다. 하지만 IT 기술의 발달은 이러한 구도를 바꾸고 있다.

환자들은 이제 의료에 적극적으로 참여하는 능동적인 존재가 되어가고 있다. 과거에 비해 의료 정보에 대한 비대칭성이 해결되었을 뿐만 아니라, 스스로 의료 데이터를 만들어 내는 주체가 되어가고 있다. 예전에는 서로 존재조차 알 수 없었던 환자들이 서로 연결되며, 크라우드 소싱(crowd sourcing) 및 오픈 소스(open source)를 통해 의료계에서 해결하지 못하는 문제에 대한 해결책을 스스로 모색하기도 한다. 기존의 의료 데이터란 환자가 병원을 방문하여 의사를 통해 측정하는 것이었다. 환자가 비용을 부담하고, 본인의 신체에 대한 정보이지만 그 결과물은 병원 내부에 남게 된다. 환자는 그 데이터의 사본을 종이 인쇄물이나 CD의 형태로 얻을 수 있을 뿐이었다. 하지만 이제는 환자가 스스로 의료 데이터를 만들어내고 관리하는 주체가 된다. 스마트폰, 사물인터넷 센서, 웨어러블 기기, 개인 유전정보 분석 등을 통해서 다양한 건강 정보를 측정할 수 있다. 이는 환자들이 의사를 거치지 않고 병원 밖에서 스스로 만들어내므로 기존의 의료 데이터와 근본적인 차이가 있다. 더 나아가, 연결된 환자들은 자신의 데이터를 온라인에서 서로 통합하고 분석해서 혁신적인 결과를 만들어내기도 한다.

06. 제약영업사원의 요건

대부분 산업의 영업은 영업사원이 고객보다 자신이 판매할 제품을 더 많이 알고 정확히 이해하여 고객에게 특·장점과 이점을 설명하여야 한다. 제약산업 역시 제약영업사원들이 고객인 보건의료인들에게 자신이 판매할 약품에 대한 정확한 이해가 선행되어야 의사, 약사, 간호사 등 보건의료인들에게 정확한 정보를 전달할 수 있다. 그러기 위해서는 **01** 자신이 디테일할 약품의 이해(특·장점, 복용방법, 그리고 부작용 등의 정보) **02** 약품의 임상의 이해, **03** 질병에 대한 주요 system의 구조 및 기능의 이해, **04** 관련 진료과에 대한 이해, **05** 제약영업의 1차 고객인 의사에 대한 특성과 그들이 일하는 의료기관에 대하여 이해, **06** 정부 정책, 회사의 경영철학과 공정거래자율준수프로그램의 이해와 더불어 **07** Communication skills, Presentation skills 등 Selling skills을 겸비해야 시대에 맞는 효율적인 제약영업(SFE : Sales Force Effectiveness)을 할 수 있다.

07. 제약영업사원의 전문성

제약회사의 다양한 영업마케팅 방법 중 가장 중요한 방법은 인적자원인 영업사원 활용이다. 하지만 단순한 영업사원 숫자보다는 생산성 있는 영업사원의 활용방법을 의미한다. 방문빈도(Call Frequency)보다는 방문의 질(Call Quality)이 요구된다. 즉 전문적인 영업사원 양성이 필요하다. 전문적인 제약영업사원을 양성하려면 전문교육을 통해서 영업사원들이 의사들에게 보다 학술적이고 과학적인 정보를 제공할 수 있는 체계적인 교육이 필요하다. 특히 제약영업은 1차 고객인 의사를 만나는 영업사원의 역할이 가장 중요하다. 영업사원들의 제약마케팅에서 판촉이라고 하면 의사, 약사 같은 의료 행위 종사자들과 환자에게 필요한 정보나 지식을 전달하기 위한 의사소통을 하는 활동을 말한다. 제약회사들은 다른 산업과 마찬가지로 그들의 고객들이 필요로 하는 것과 원하는 것이 무엇인지 확인하기 위해 노력한다. 이러한 필요와 욕구를 만족시키기 위하여 기존 경쟁품을 제공하는 것보다 분명한 이점을 가진 새로운 제품을 개발하기 위해 투자를 한다. 이러한 신제품이 개발되고 나면 전 세계의 시장에 내놓게 되는데, 이러한 신제품이 처방하는 의사나 환자에게 관심을 끌려면 이 신제품의 특·장점과 이점을 효과적으로 알려져야 한다. 제품이 시장에 잘 정착하고 처방이 많이 되려면 제약회사 영업마케팅 담당자들의 의사소통 능력 또한 무엇보다도 중요하다.

제약회사 영업도 시대의 변화에 따라 변했다. 제약회사 영업사원 호칭도 시대에 따라 변하고 있다. 80년대는 판매사원, 90년대는 영업, 디테일 사원, 2000년대는 MR, 최근에는 MSL로 변경한 회사도 있다.

제약회사 영업사원 명함에 표기된 MR(Medical Representative)의 의미는 의사들에게 보다 전문적인 정보를 전달해 주는 대표자이며 전문가이다. 일부 제약회사에서는 MSL(Medical Science Liason)이라는 직책으로 일하는 경우도 있다. 이들은 회사에서 개발된 새로운 약품이나 의료 장비에 대한 정보를 연구자와 의료인들에게 전달하고, 연구자와 의료인들이 필요로 하는 약품이나 장비가 무엇인지를 파악해서 회사에 전달하는 역할을 하기도 한다. 연구자들이 수행한 연구의 결과물(약품)이 상용화될 수 있도록 제약회사와 연결해주기도 하고 전문 분야의 연구를 직접 수행하기도 한다. 이처럼 제약회사 영업은 보다 세분화 전문화되어가고 있는 현 상황은 제약회사 영업사원 역할이 어느 때보다도 중요하다고 할 수 있다.

최근 필자가 ㈜한국 오츠카제약 영업사원을 대상으로 제약영업사원들에게 제품교육과 더불어 질환교육, selling skills, communication skills, leadership 교육 등 교육 후 영업사원의 활동(call) 변화를 연구했다. 그 연구논문결과를 인용하면 지속적이고 체계적인 교육이 영업사원들에게 자신감을 갖게 하여 의사를 만나는 방문횟수, 방문시간, 특히 디테일 시간을 늘리게 하여 매출증대에 기여할 수 있는 가장 효과적인 마케팅 방법 중 하나임을 연구결과를 통해서 확인할 수 있었다. 그 연구결과를 자세히 살펴보면 다음과 같다.

　교육 후 영업내용의 변화를 보면 방문의사 수는 45% 증가, 디테일 의사 수 59% 증가, 디테일 시간이 증가된 응답자는 65%로 나타났다. 응답자의 45%가 매출증가에 교육이 기인했다고 답변했다. 연구결과에서 알 수 있듯이 제약영업사원의 디테일 시간의 증가(1~2분 증가)는 평균 디테일 시간이 5~7분 정도인 점을 감안할 때 약 20~30%의 증가로 매우 큰 변화를 가져왔다. 디테일 시간의 증가는 결국 매출의 증가를 가져올 수 있다. 즉 영업사원들에게 고객의 니즈를 충족시킬 수 있는 다양한 교육이 필요함을 알 수 있었다.

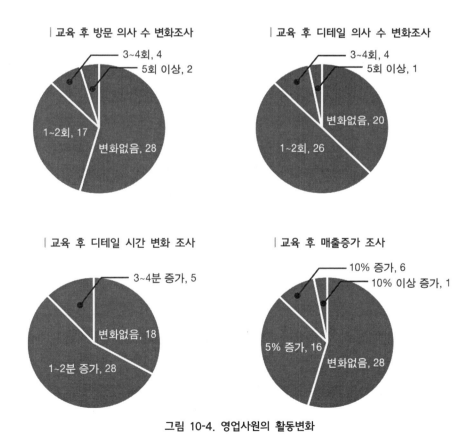

그림 10-4. 영업사원의 활동변화

08. 제약영업사원의 미래

취업 준비하는 학생들 일부는 '영업은 매우 힘들고 어렵고 술을 많이 마셔야 한다', '여가 시간이 없다'라는 이야기를 주변 사람들에게 많이 들었다 하며 영업직 자체를 기피하는 경향이 있다. 최근 모 대학교 약학대학 학생들에게 제약영업에 대하여 강의한 적이 있다.

모 여학생의 질문이다. "여자도 영업을 할 수 있어요? 나는 술도 마시지 못하고 내성적인데 제약영업을 할 수 있나요?" 아직도 우리사회 구성원의 일부는 영업에 대한 생각은 접대라고 잘못 생각하고 있다. 하지만 직접 경험하지 않고 다른 사람 이야기만 듣고 자신의 자존감을 키울 뿐만 아니라 다양한 장점이 있는 제약영업이라는 매력 있는 직종을 포기할 것인가? 분명한 것은 제약영업은 남녀 구분 없이 누구나 할 수 있지만, 그렇다고 아무나 할 수는 없다.

세일즈도 시대에 맞게 변화고 있다. 10~20년 전에는 세일즈 하면 접대라는 말이 어느 정도 맞는 이야기였다. 술을 잘 마시는 것이 어느 정도는 장점으로 작용한 시기도 있었다. 나는 담배도 안 피우고 소주 3잔만 마셔도 힘든 체질이기 때문에 나 역시 술 잘 마시는 사람이 부러울 때도 있었다. 하지만 세일즈의 기본은 10~20년 전이나 지금이나 근본은 같다. 고객의 니즈를 정확히 파악하여 고객이 원하는 정보를 정확하게 전달해서 고객에게 이익을 주는 일이다.

우리나라 산업은 60~70년대 농경시대, 70~80년대 중화학공업시대, 90~2,000년대 전자산업시대, 2010년 이후는 지식정보, 바이오산업 시대, 이제는 인공지능을 기반으로 하는 4차 산업시대라 한다.

2016년 기준 전 세계 제약 산업규모는 약 1,200조 원으로 이는 자동차산업과 반도체산업을 합친 규모보다 크다. 2020년에는 약 1,600조 규모로 크게 증가할 것이라고 전문가들이 예측하고 있다.

인구구조 변화를 살펴보면 제약마켓의 변화를 예측할 수 있다. 65세 이상 인구 비율이 7%를 넘는 고령화 사회에서 그 비율이 20%를 넘는 초고령화 사회로의 진입에 이탈리아는 79년, 독일은 77년, 일본은 36년이 소요되었다. 한국은 2000년에 고령화 사회에 진입했고, 2026년에 초고령화 사회로 진입할 것이다. 불과 26년 만에 초고령사회에 진입하는 것이다. 생산 가능 인구 100명당 부양해야 하는 65세 이상 노인 인구수도 17.3명이다. 일본을 훌쩍 뛰어 넘는 빠른 속도이다. 이들이 주로 하는 일은 병원에 가서 의사로부터 처방을 받아 약을 먹는 일이다. 병원을 가지 않는 날은 의료시설을 이용하면서 생활하게 된다. 이들뿐만 아니라 식생활의 변화와 운동부족으로 성인병이 30~40대에도 많이 발생한다. 이런 이유로 인하여 제약 바이오 시장은 지속적으로 성장할 것으로 전문가들은 예측하고 있다.

인구구조의 변화를 예측 하면 다양한 비즈니스를 창출할 수 있다. 예를 들면 기저귀 시장은 영아기, 유아기를 대상으로 했지만, 향후 기저귀 시장은 인구 구조 변화로 인하여 성인, 노인 시장이 더 커지고 빨리 성장할 것이다.

제약, 바이오산업의 세일즈 역시 매우 중요하고 빠른 속도로 성장할 것으로 예측할 수 있다. 한마디로 '비전이 밝다'라고 말할 수 있다. 하지만 매우 전문적이어야 할 것이다.

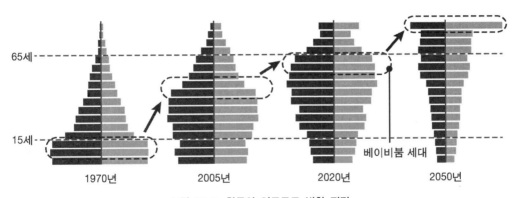

그림 10-5. 한국의 인구구조 변화 전망

제약회사 영업도 시대의 변화에 따라 변했고 더욱 다양한 방법으로 변할 것이다.

보통 다른 분야 세일즈 직업은 Seller가 Buyer보다 제품에 대하여 더 많이 알고 고객에게 제품의 특·장점과 제품을 사용하면 얻을 수 있는 이점을 설명하면서 고객을 설득한다.

의약품 분야도 마찬가지다. 흔히 의사들은 모든 제품을 다 알고 있다고 생각하지만 꼭 그렇지는 않다. 물론 본인의 전공분야는 당연히 최고로 많이 알고 있는 전문가 집단이다.

의사들이 가장 관심을 가지는 것은 역시 환자이기 때문에 그들은 자신의 환자를 치료하는 데 도움이 되는 모든 것을 필요로 한다. 의사들이 필요로 하는 부분은 꼭 약의 정보만이 아니다. 그래서 제약영업사원들은 의사들에게 환자치료에 도움이 되는 약물요법, 운동요법, 식이요법, 관련논문 등 환자를 치료하는 데 도움이 되는 다양한 정보를 제공해줄 수 있어야 한다.

　제약 영업마케팅은 의약품을 통한 의료에 초점을 두는 것으로 의약품 그 자체에 초점을 두는 게 아니다. 제약 영업마케팅은 제약회사나 의료인인 의사와 약사를 위하는 것이 아니라 환자를 위해 존재한다. 제약 영업마케팅의 역할은 고객의 요구(Needs)를 파악하여 제품을 이들 요구에 맞게 개선하고 이렇게 만들어진 제품을 의사에게 유용성과 임상적 특성, 적정사용 및 사용 시 환자들이 받을 이점 등을 전달하는 것으로, 즉 유효한 치료법을 환자 개인의 요구에 맞게 연계하는 것이다.

　제약마케팅은 일반 소비자를 대상으로 하는 컨슈머 마케팅과는 달리 환자의 질병과 건강을 다루는 만큼 규제가 있고 또한 의약품의 최종 수혜자인 환자들이 치료 받기까지 보건당국의 신약허가결정, 보험약가 및 가이드라인 결정, 병원구매 및 의사의 처방결정까지 다양한 관계자와 연관되어 있어 소비자 선택권이 제한되는 점이다. 더구나 의사의 의약품 선택에 있어서도 자유롭지만은 않은 구조이다. 의사가 속한(병원)의 의약품 선정기준에 따라 처방할 수 있는 약제가 제한되기도 한다. 제약 영업도 마찬가지로 규제가 많아 제한적이다. 이러한 환경에서 제약마케팅의 다양한 자원 중 영업사원을 통한 마케팅 전략이 가장 중요하고 효과적인 전략 중 하나이다.

　리베이트 쌍벌제 관련 법제화로 제약사들의 영업 마케팅 활동에 대전환이 요구되고 있다. 기존의 영업활동 방식은 어려워질 수밖에 없는 환경이다. 이러한 새로운 영업 패러다임에서 제약회사 영업사원들은 기존의 방식이 아닌 새로운 방식을 찾아야만 한다. 다국적 제약사들은 이미 근거 중심의 영업(EBM : Evidence Based Marketing)이란 용어를 수년 전부터 사용해왔다. 또한 보험영업인이 FC(financial consultant)나 FP(financial planner) 등으로 변화한 것처럼, 제약영업사원은 단순 판매, 수금사원(Salesman)에서 MR(Medical Representative)이란 용어로 전문적인 역할을 하는 전문인으로 변화를 가져왔다. 이제 감성적 영업보다 이성적이며 과학적인 영업이 필요한 시대이다. 제품의 판매보다는 고객, 환자 그리고 정부의 가치를 존중하는 영업을 지향할 때인 것이다. 이러한 근거 중심의 영업(EBM : Evidence Based Marketing) 방법을 실현하기 위한 새로운 방법 중 하나는 교육을 통해서 자신감을 갖는 일이다.

　제약회사 영업사원들에게 다양한 교육을 실시하고 있지만 보다 전문적이고 과학적인 교육으로 변해야 한다. 즉 제약영업사원들에게 고객의 니즈(Needs)가 다양한 만큼 고객의 (Needs) 맞는 제품지식교육, 제품이 속한 질환교육과 더불어 제품의 특·장점을 전달할 수 있는 Selling Skills, Communication Skills 등 보다 전문적이고 체계적인 교육을 지속적으로 지원하여 제약영업 사원들이 시대의 요구에 맞는 전문가로서 제약영업마케팅 발전에 기여할 것으로 예상된다.

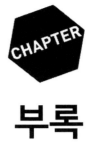

CHAPTER

부록

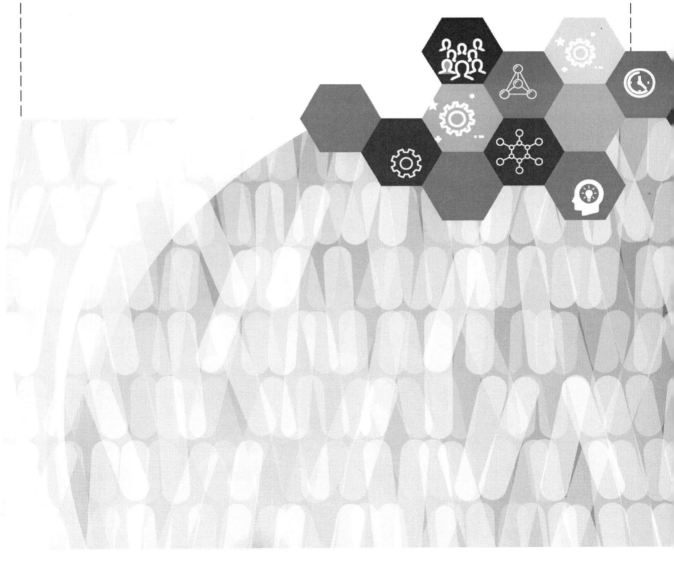

부록 _SELLING MODEL

고객을 설득하기 위해서 제일 우선시 되어야 하는 것은 나 자신을 이해하고 설득해야 한다. 내 자신이 설득되지 않는데 상대를 설득한다는 것은 불가능하다. 나를 설득하기 위해서는 고객을 연구 분석하고 공부하고 연습하는 과정을 통해서 가능하다. 결국 자신감을 갖게 되어 고객을 설득하는 일이 기다려지고 재미있게 된다.

성공적인 판매가 되려면 고객이 왜 자신이 구매해야 하는지에 대한 납득이 먼저 이루어져야 한다. 이런 필요를 고객이 전혀 느끼지 못한다면 영업인의 제안에 귀를 기울일 필요가 없지 않은가? 이 필요를 영업인이 직접 찾아서 보여주는 것이 아니라, 고객 스스로가 자신의 필요성을 찾을 수 있도록 돕는 것이다. 대부분의 사람들은 남의 말을 듣는 것보다 자신이 말하는 것에 더 큰 관심과 애정을 가지며, 자신의 한 말에 대하여 더 큰 의미를 부여한다.

고객이 스스로 문제나 이슈, 니즈를 발견할 수 있도록 도와주고 이를 고객 스스로가 표현할 수 있다면 고객 면담과정은 다음 단계로 발전할 수 있다. 이를 위해서 고객면담 전에 고객의 상황파악을 구체적으로 파악한 후 이를 바탕으로 한 효과적인 질문을 준비, 설계해야 한다. 질문의 목적은 고객을 설득하는 것이 아니라, 고객이 간과할 수 있는 중요한 문제들 혹은 있었는지조차 몰랐던 위험한 요소들을 발견 할 수 있도록 도와주는 것이다. 고객을 안전하게 돕는 것이고, 고객이 새로운 기회를 얻을 수 있도록 돕는 것이다. 이를 통해 고객이 더 지속적으로 성장 발전할 수 있도록 돕는 일이다.

고객의 니즈를 탐구하는 것이 바로 SPIN Question(Situation, Problem, Implication, Need-pay off)이다. SPIN Question과 더불어 영업사원의 Call Process를 Selling Model을 통해서 구체적으로 살펴보자.

SELLING MODEL

INDEX

◎ Call Preparation
- target analysis/pre-call plan/right patient

◎ Call Opening
- 자기소개/고객의 관심 유발/patient type 언급

◎ Sales Interaction
- interview/demonstration capability/validation

◎ Call Closing/Objection handling

◎ Call Follow-up

◎ APPENDIX. Short call

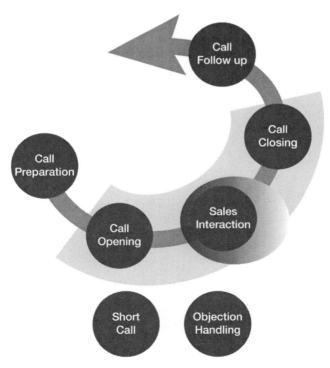

그림 (부록)-1. Selling Model

selling model은 위와 같이 크게 5단계로 이루어지며 각 단계마다 필요한 세부사항에 대한 학습을 통해 아래와 같은 목표를 달성하고자 한다.

Selling Model의 목표

◉ 해당 약품의 영업에 대한 이해와 Quality standards를 정립한다.

◉ 업무의 Road-map과 clear objectives를 수립하는 효과적인 기준을 제공한다.

◉ Selling Model을 통해, 고객 방문에 대한 자신감과 함께 방문의 세부 과정을 익힌다.

◉ 고객의 Needs를 경쟁 품목, 경쟁사 직원들보다 더 만족시킨다.

◉ 잠재적인 역량을 가진 직원을 개발한다.

01. Call Preparation

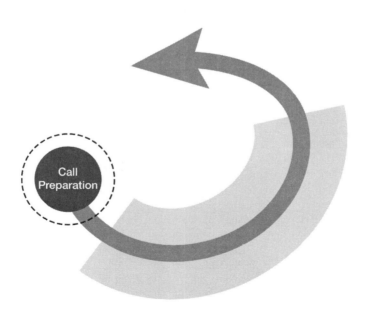

그림 (부록)-2. Call Preparation

Selling model의 첫 번째 단계인 call preparation은 고객을 만나기 전 준비단계이다.

call 준비단계에서는 크게 target doctor analysis(목표 고객 분석), pre-call planning(사전 계획)이라는 2가지 과정이 필요하다. 목표 고객 분석은 정기적인 업데이트가 필요하며, 사전 계획은 매번 방문 이전에 준비해야 한다. 각 과정에 대한 설명은 다음과 같다.

◎ 목표 고객 분석(Target Dr. Analysis)

- Analyze – 고객/거래처를 분석한다.
- Identify – 경쟁 상황을 확인한다.
- Review – 고객의 needs와 Personality profile(개인 특성)을 살펴본다.

◎ 사전 계획(Pre-call Planning) : OMR(Objective, Message, Resource)

- Check call history – 지금까지의 call history를 살펴본다.
- Set call objectives – 지금까지의 call에 근거하여 Call Objective를 설정한다.
- Plan – Call Objective에 맞는 Message와 Resource를 준비한다.

여기서 target customer(목표 고객, 의사)의 제품 선택 방식은 innovator, early adopter, early majority, late majority, late adopter와 같이 다섯 개의 유형으로 나뉘고 각각의 구성비는 아래의 그림과 같다.

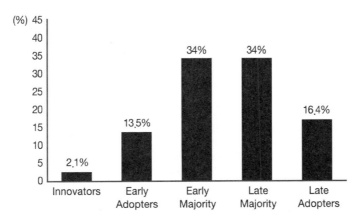

그림 (부록)-3. Time of Adoption of Innovation

내가 타깃으로 삼는 고객의 선택 유형이 어떠한지 파악하는 것(adoption styles)과 더불어 선택 과정의 어느 단계에 속하는지(adoption process)를 확인한다면 방문 전 목표 설정과 준비에 더 큰 도움이 될 것이다. 이때, 제품 선택 과정은 [unawareness(인식 못함) - awareness(인식) - interest(흥미) - evaluation(평가) - trial(시도) - usage(사용) - repeated usage(반복 사용) - advocacy(지지)]로 이어진다.

　　마지막으로 성공적인 방문을 위해 call 준비 단계에서 반드시 준비해야 할 것은 Right Patient를 설정하는 것이다. 적절한 right patient 설정은 곧 call opening에서 어떤 화제를 꺼내야 할지 인식하게 해주며 이는 곧 고객(의사)의 needs를 이끌어내는 역할을 한다.

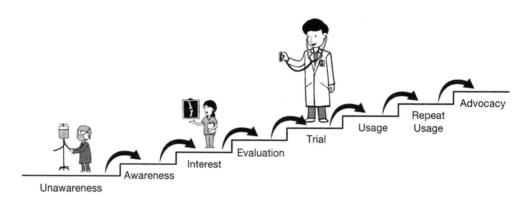

그림 (부록)-4. Adoption Process

⚙ Workshop 1

　　매번 방문에 있어 당신의 OOO제품 pre-call planning은 무엇인가? (selling model의 첫 단계인 call preparation 지침을 따라 pre-call plan을 작성해 보시오.)

Who is Target Customer?

Workshop 1

〈Target doctor analysis (목표 고객 분석)〉
- Name : OOO 교수
- Hospital : 대한민국 병원
- Title : 내분비내과 교수
- Class : A(Prescription 상, Potential 중, 영향력 상)
- Sales Result : 현재 처방 중
- Adoption Process : Trial
- Adoption Style : Late Majority
- Personal Characters : 매우 학술적이며 무의미한 방문 싫어함

〈Call Histoty : Pre-call planning (사전 계획)〉
- Last Call Record :
- Today's Call Objective :

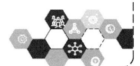

Workshop 2

OOO 제품 임상 연구에서의 key message에 따른 Right Patient를 설정해보자.

Workshop 2

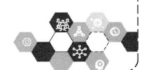

(Right patient는 구체적으로, 객관적 수치를 적용하여 설정하시오.)

02. Call Opening

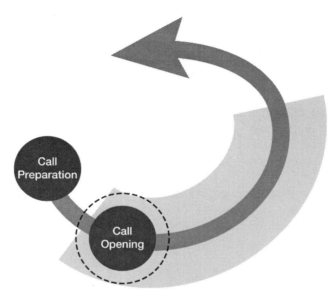

그림 (부록)-5. Call Opening

Selling model의 두 번째 단계인 call opening 단계는 방문 개시 단계와도 같다.

1) 고객의 관심 유발 (Gain the interest)

먼저 올바른 자기소개를 하고, 대화가 시작될 수 있게 분위기를 조성하며 고객의 관심을 유발한 뒤 이전 단계에서 설정한 right patient에 관한 patient type을 언급해야 한다.

올바른 opening 화제 선택을 위해서는 개인적이거나 공통적인 관심에서 환자에 대한 관심을 끌어내야 하며, 사전에 설정한 방문 목표가 성취하기 어려울수록 구체적으로 right patient를 정해야 한다.

2) patient type을 언급하는 전략적인 접근 방식의 예

01 call 전반부에서 환자를 언급한다.

(의사의 관심 순위는 환자 〉 질병 〉 제품이기 때문이다.)

02 환자 및 질병과 관련된 이야기나 경험을 공유한다.

(환자 치료에 반드시 인식해야 할 사실을 간접화법으로 언급한다.)

03 문제를 인식하도록 하는 질문을 한다.

주의 : 문제를 지적하는 것이 아니라, 문제에 대한 고객의 생각(개인적인 경험, 원인, 해법 등)을 묻는다.

04 고객이 지금까지 인식하지 못했던 문제와 관련된 대화를 나눈다.

⚙ Workshop 3

OOO 교수(원장)를 효과적으로 방문하기 위한 Call Opening 화제를 준비해 보자.(selling model의 두 번째 단계인 call opening 지침을 따라 고객의 관심을 유발할 수 있는 화제를 설정하고, OOO 제품의 right patient로 연결해 보시오.)

Workshop 3

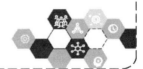

Call Opening 단계별 평가요소(전체 3점)

● Call Opening 평가 기준

- 명확한 opening 단계가 없었다. (0점)

- opening 과정에서 고객의 관심을 유발하지 못했다. **(1점)**
- opening 과정에서 고객의 관심을 유발했다. **(2점)**
- opening 과정에서 고객의 관심을 유발했고, patient type이 언급되었다. **(3점)**

03. Sales Interaction

Selling model의 세 번째 단계인 sales interaction(판매 상호작용)은 다시 interview/demonstration capability/validation이라는 세 단계로 나눠진다.

interview는 곧 적절한 call opening을 통해 대화를 이어나가며 고객을 파악하는 것이다. Demonstration capability란 설명하는 능력으로, 우리의 제품이 경쟁사 제품보다 고객의 needs를 더 많이 충족시킴을 보여주는 것이다. Validation은 유효성 탐색인데, 이는 곧 고객의 needs가 우리 제품으로 해결될 수 있는지, 고객의 제품 사용 여부에 대한 동의를 구하는 것이다. 다시 한 번 정리하면 다음과 같다.

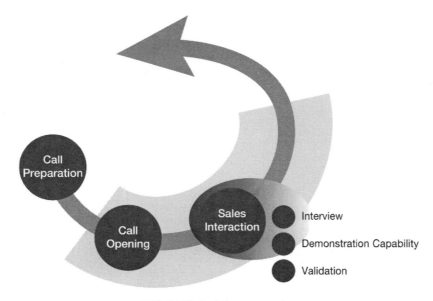

그림 (부록)-6. Sales Interaction

◉ Interview – Define

질문을 통해 고객의 상황을 파악하여 문제를 인식시키고, 인식된 문제를 부각하여 문제 해결의 가치를 확대함으로써, 고객의 needs 파악한다.

◉ Demonstration Capability – Convince

우리 제품이 경쟁 제품보다 고객의 needs를 더 많이 충족시킴을 확신시킨다.

우리 제품이 Right patient를 치료함에 있어 고객이 인식하고 있는 문제점의 해결책이 될 수 있다는 것을 증명한다.

- 환자에 대한 제품의 특징과 이점을 알린다.
- 일방적이 아닌 효과적 대화를 통해 정보를 전달한다(selling model 적용).
- 관련 자료를 효과적으로 사용한다.

◉ Validation – Agree

고객의 needs가 detail된 우리 제품으로 해결될지 동의를 구한다.

1) Interview

고객 방문 시 이루어지는 대화는 보통 opening → interview → demonstration capability → obtaining commitment (closing) 순서로 이루어진다. 아래의 그림에서도 확인할 수 있듯이 대화에서 가장 많은 비중을 차지하는 단계는 타사 제품보다 우리의 제품이 고객의 needs를 더 많이 충족시켜줌을 확신시키는 demonstration capability이다.

일반적으로 제약회사 MR들은 전체 방문과정 중에서 Demonstration Capability 단계에 가장 많은 비중을 두고 있지만, 실제로 방문과정에서 제품의 이점을 전달하고, 처방을 이끌어내는데, 가장 중요한 단계는 Interview 단계이다. 즉 고객의 니즈를 파악하기 위한 질문과 경청이 매우 중요하다.

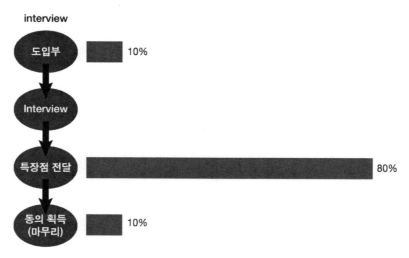

그림 (부록)-7. Sales Interaction(고객과 상호작용)

또한 고객 방문에 있어 가장 중요한 단계는 interview 단계이며 방문 종료 단계에서 다음 약속 잡기를 실패하는 것은 종종 불충분한 고객 파악에서 비롯된다.

interview

질문 : 당신의 방문 단계에서 가장 많은 비중을 차지하는 단계는 어디입니까?

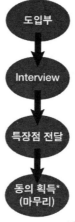

* 동의획득 : obtaining commitment

그림 (부록)-8. Interview process

효과적인 interview를 위해서는 쉴 틈 없이 고객에게 많은 정보를 전달하기보다 잠시 여유를 갖고 고객의 반응을 기다리는 것, 고객이 반응하도록 하는 것이 필요하다.

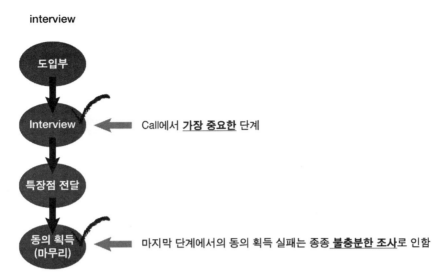

그림 (부록)-9. Interview (call에서 가장 중요한 단계)

또한 고객 방문 시 필요한 interview skill은 Questioning – 전략적으로 질문하기/Listening – 주의 깊게 경청하기/Response to customer – 긍정적으로 반응하기 3가지로 나타낼 수 있다, 이때 우리가 의도한 방향으로 고객의 생각, needs를 자극하고 그 needs를 극대화하기 위한 Question skill이 필요하다.

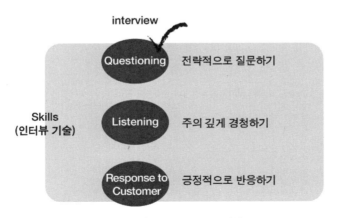

그림 (부록)-10. Interview skill

Question을 form(형식)과 contents(내용)로 분류하면 방문 시 적재적소에 맞는 질문을 하는 것에 도움이 된다. Question을 form에 따라 나누면 Open question, Closed question, Confirm question으로 나뉜다. Question을 contents에 따라 나누면 Situation question, Problem question, Implication question, Need/Payoff question으로 분류된다.

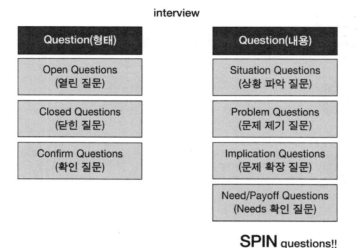

그림 (부록)-11. Question을 form(형식)과 contents(내용)로 분류

○ Questions classified by 'form'

- Open questions : 구체적인 생각을 구술하도록 요청
  → 언제 어디서, 무엇을, 어떻게, 왜 등으로 질문
- Closed questions : 예, 아니오 단답형 대답이 얻어지는 질문
  → ~ 인가요?, ~ 아닌가요?
- Confirm questions : 상대의 말이나 생각을 확인하는 질문
  → ~라고 이해한 것이 맞습니까?

○ Questions classified by 'contents'

- Situation questions : 고객의 현재를 이해하기 위한 질문
  → 선생님 요즘 PAD 환자들에게는 어떠한 제제를 처방하시나요?
  → 선생님 요즘 PAD 환자들에게는 처방하는 약물은 하루에 몇 번 복용하나요?
- Problem questions : 고객이 문제를 인식하도록 하는 질문
  → 문제를 탐색하기 위한 질문

(실망한 점, or 일반적인 Patient 치료 과정에서의 어려운 점)

- 의사의 대답을 통해 당신은 고객의 핵심 needs를 확인할 수 있도록 한다.

  → Ex) Right patients 치료에 있어 직면하는 가장 큰 문제는 무엇인가요?

- Implication questions : 문제 확장 고객이 직면한 문제를 더욱 부각되게 하는 질문

  → 문제(일반적 어려움 또는 불만족)의 최종결과를 탐색하기 위한 질문

  → 고객이 답변하는 과정에서 자신이 원래 생각했던 것보다 문제가 훨씬 중대함을 느끼게 한다.

  → Ex) 만약 출혈부작용의 우려로 Patient가 약물복용을 중단한다면, 혈관관련 질환 Control이 어렵고 장기적으로는 허혈성 뇌졸중의 재발 위험성이 있지 않겠습니까?

  → Ex) Aspirin, clopidogrel 등의 항혈전제는 출혈이나 속쓰림의 부작용이 심한 편인데, 시술이 잦은 환자에게는 어떠한 항혈전제가 좋을까요?

- Need-payoff questions : 증폭된 needs에 대한 해결의 실마리가 있음을 제시하는 질문

  → 고객의 핵심 needs/구매 동기를 드러나게 하기 위한 질문

  → 문제보다는 해결책과 관련된 고객의 생각에 초점

  → 고객의 답변을 통해 고객이 찾고 있는 이점 파악

  → Ex) 많은 선생님들께서 환자의 복약순응도를 높이기 위해 복용 횟수를 줄이면서도 wash-out 기간도 짧은 뛰어난 항혈전제를 찾고 있다는 것에 동의하십니까?(Closed Q)

  → Ex) 만약 선생님께서, 뇌졸중 환자를 위한 이상적인 항혈전제 약물을 만들 수 있다면, 어떤 특징을 가진 약물을 만드시겠습니까?(Open Q)

  → Ex) 선생님 말씀처럼 GI trouble을 호소하는 뇌졸중질환 환자에게, 하루에 한 번 먹으면서도 뛰어난 항혈전역할을 가진 항혈전제가 있다면 환자에게 큰 의미가 있지 않을까요?

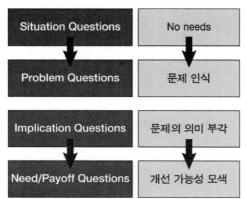

현재 나는 이렇게 처방/치료하고 있다.

실제 ooo한 **문제가 있기는 하지.** 그러나,
- 그렇게 빈번하게 일어나는 일은 아니다.
- 방법이 없다.
- 다른 여러 방법을 통해 문제를 최소화시킬 수 있다.
- 물론 노력을 했지만, 별로 나아지지 않았다.

조금 더 생각해보니, ooo한 문제는 Right Patient를 치료함에 있어 **중요한 문제가 될 수 있겠군.**

글쎄… 내 의견을 이야기하자면, **이 문제를 해결하기 위해서 oo한 특성을 지닌 약물/치료법이라면** 좀 더 결과를 얻을 수 있겠지.

그림 (부록)-12. Questions classified

⚙ Workshop 4

OOO 제품의 치료효과에 대해 NO needs 고객인 OOO 의사선생님의 needs를 이끌어내기 위한 질문을 만들어보시오.

4가지 questioning(situation Q, problem Q, implication Q, Need-payoff Q)을 사용하여 질문의 흐름(flow) 형식으로 작성해보시오.

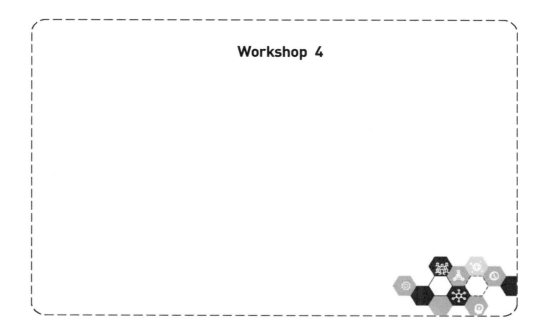

Workshop 4

○ Sales interaction- interview 평가기준

- Questions이 없었다. (0점)
- Questions이 진행되었으나, 고객의 문제를 파악하거나 문제의 심각성, 고객이 바라는 문제의 해결책을 파악하기 위한 질문(PIN Q)이 진행되지 않았다. (1점)
- 고객의 문제를 파악하거나 문제의 심각성을 인식시키거나, 고객이 바라는 문제의 해결책을 파악하기 위한 질문(PIN Q) 중 한 가지를 진행하였다. (2점)
- 고객의 문제를 파악하거나 문제의 심각성을 인식시키거나, 고객이 바라는 문제의 해결책을 파악하기 위한 질문(PIN Q) 중 두 가지 또는 모두를 진행하였다. (3점)

2) Demonstration Capability

앞서 말한 4가지 유형의 question을 통해 고객의 needs를 파악한 후에는 고객의 관심 point에 맞는 우리 제품의 FAB(Feature, Advantage, Benefit)를 명확히 전달하는 DC (Demonstration capability)가 필요하다.

이 단계에서는 제품의 FAB에서 Advantage를 Benefit으로 바꾸는 화법- So what? 화법이 필요하다. So what 화법은 "OOO 한다는 것은 다시 말하면 선생님께서 OOO 할 수 있음을 의미하는 것입니다"의 형식을 띤다.

곧 Right Patients 치료, 의사의 문제 해결에 있어 OOO 제품이 해결책이 될 수 있음을 확인시키고 임상 연구, 논문 자료를 통해 right patients에 대한 OOO 제품의 benefit을 명료하게 전달하는 것이 필요하다.

Clinical data를 이용할 때에는 다음 4가지 사항을 확인해야 한다.
- 대상 환자? 어떤 환자를 대상으로 하고 있는가.
- 임상 디자인?(대조약물, 약물의 용량, regimen 등)
- 대조군과 비교된 결과?(효과&안전성/feature&advantage)
- 이 논문/임상 결과가 patient에게 전하는 benefit은?

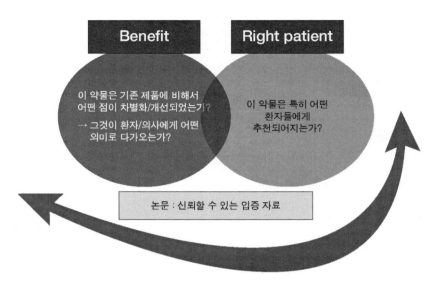

그림 (부록)-13. Demonstration Capability

⚙ Workshop 5

OOO 제품의 치료효과에 대해 NO needs에서 needs로 변환된 고객에게 임상 자료를 이용하여 처방 시의 benefit에 대한 메시지를 전달해 보자.
(Feature-Advantage-Benefit 순서로 flow를 구성해보시오.)

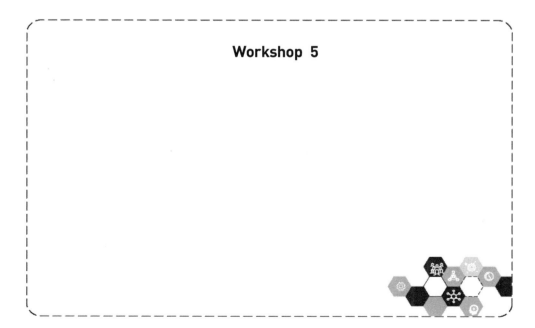

◎ Sales interaction—demonstration capability 평가기준

- Message를 전혀 전달하지 않았다. (0점)
- Message를 전달하였으나, 명확하지 않았다. (1점)
- Message를 명확히 전달하였다. (2점)
- Message를 명확히 전달하고, 이점까지 전달하였다. (3점)

3) Validation

우리제품이 Right patient를 치료함에 있어 고객이 인식하고 있는 문제점의 해결책이 될 수 있다는 것에 대해 고객의 동의를 얻는 과정이다. 즉 제시된 needs를 해결할 때 OOO 제품이 해결책이 될 수 있다는 것에 대한 의사의 동의를 확인한다.

Workshop 6

좋은 validation을 위해 고객의 동의를 얻을 수 있는 효과적인 질문은 무엇일까?

Workshop 6

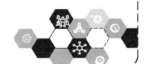

● **Sales interaction - validation 평가기준**

- Validation하지 않았다. (0점)

- OOO 제품의 장점이 Target patient치료에 있어 고객이 인식하고 있는 문제점의 해결책이 될 수 있다는 것에 대해 질문을 통해 고객의 동의를 얻었다. 3개 중 1개 (1점)

- OOO 제품의 장점이 Target patient치료에 있어 고객이 인식하고 있는 문제점의 해결책이 될 수 있다는 것에 대해 질문을 통해 고객의 동의를 얻었다. 3개 중 2개 (2점)

- OOO 제품의 장점 장점이 Target patient치료에 있어 고객이 인식하고 있는 문제점의 해결책이 될 수 있다는 것에 대해 질문을 통해 고객의 동의를 얻었다. 3개 중 3개 (3점)

04. Call Closing

Selling model에서 세 번째 단계의 validation까지 마친 후에는 결과(고객의 반응)에 따라 call closing이나 objection handling을 해야 한다.

1) Call closing

Call closing 단계는 Right Patient를 대상으로 좀 더 많은 자사 제품을 처방한다는 약속을 얻어내고, 충분히 설명하지 못한 특정 이슈에 대해 설명을 완료하기 위한 다음 방문 약속을 받아내도록 한다.

Call closing 단계에서는 다음 3가지가 요구된다.
- 좀더 많은 OOO 제품 처방 약속을 얻어낸다.
- Right Patient에 대한 구체적인 action을 요청한다.
- 위의 사항을 확인하기 위한 다음 방문 약속을 얻어낸다.

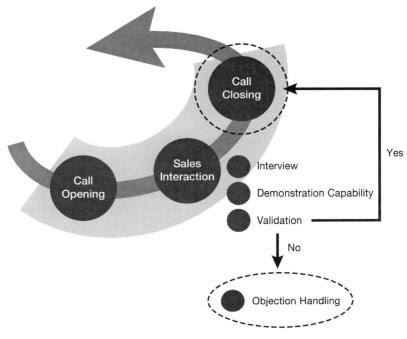

그림 (부록)-14. Call closing

　의사가 제품에 대해 '반대가 없는 상태'라면 "이제부터 처방하겠습니다."라는 의사의 말을 기다리지 말고 본인이 직접 leading하면 된다. 이때 확인할 수 있는 'buying signal'의 예로는 "의미가 있을 수 있겠네요.", "기존 약물과는 조금 다르네요.", "그래요?" 등의 언어적 표현과 긍정적 눈빛, 태도 같은 비언어적 표현이 있다.

⚙ Workshop 7

좋은 closing을 위해 필요한 구성 요소에는 무엇이 있을까?

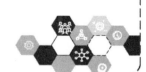

Workshop 7

◉ Sales interaction- closing 평가 기준

- Closing을 진행하지 않았다. (0점)
- Right Patient군에 대한 처방약속을 받고, 구체적 이행과 처방의 결과를 확인하기 위한 다음 방문을 약속 받았다. - 3개 중 1개 (1점)
- Right Patient군에 대한 처방약속을 받고, 구체적 이행과 처방의 결과를 확인하기 위한 다음 방문을 약속 받았다. - 3개 중 2개 (2점)
- Right Patient군에 대한 처방약속을 받고, 구체적 이행과 처방의 결과를 확인하기 위한 다음 방문을 약속 받았다. - 3개 중 3개 (3점)

2) Objection handling

Call opening을 거쳐 sales interaction의 interview, demonstration capability, validation 3단계까지 거친 후에도 의사가 여전히 제품에 대해 반대 상태라면 objection handling이 필요하다. Objection handling은 용인 가능한 압력과 이를 기꺼이 받아들이는 명분 수준에서의 입장 수정이라고 생각하면 되겠다.

Objection handling은 Fact(Solution)의 문제만이 아니라, Emotion을 동시에 다루는

것이다.

의심, 오해, 결정으로 위장되어지는 많은 반대의 원인은 실제로는 고객의 무관심 일 수 있다. 따라서 자사 제품이 타사와 차별화된 우수한 제품, 신뢰할 수 있는 MR을 통해 고객과의 발전적인 상호관계를 형성해야 한다.

의심, 오해, 결정의 경우, 고객은 개인적인 경험을 통해 형성된 경우가 많으므로 고객의 생각을 부정하는 증거를 제시하는 방법보다 충분히 경청하고 고객의 견해에 이해를 나타내면서 다른 관점에서의 제품 이점을 강화시키는 것이 우수한 Objection handling 결과를 이끌어낼 수 있다.

결국 Objection handling 과정에서 고객이 원하는 것은 '정답'이 아니라, 자기 자신을 납득시킬 수 있는 논리적/감정적 이유(명분)이다.

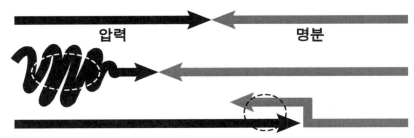

용인 가능한 (압력) / 기꺼이 받아들이는 (명분) 수준에서의 입장의 수정

그림 (부록)-15. Objection handling

Objection handling에는 knowledge, process의 균형을 잡아야 한다. Objection handling의 과정은 다음과 같다.

01 Objection을 명확히 하였다.(Clarify&Confirm)

02 의사의 반대를 인정하였다.(Acknowledge)

03 Solution을 제공하였다.(Answer)

04 의사의 objection이 해소되었음을 확인하였다.(Obtain commitment)

⚙ Workshop 8

OOO 회사 제품 중 한 가지(A제품, B제품 등)를 택하여 Objection을 선정하고 이에 대한 objection handling 시나리오를 만들어 보시오.
(knowledge와 process 모두 고려해서 만들어 보시오.)

Workshop 8

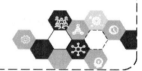

◎ Sales interaction – Objection handling 평가기준

- 질문을 통해 고객의 Objection을 더욱 구체화하고, 명확히 하며, 동시에 고객의 objection에 대한 진실성을 확인하였다. (0 or 1점)
- 의사의 반대를 인정하였다. (0 or 1점)
- 확신 있는 태도로 답변을 정확하게 하였다. (0 or 1점)
- 고객에게 질문을 통해 Objection에 대한 답변이 충분하였는지 확인하고, 고객의 지속적인 처방을 약속받았다. (0 or 1점)

05. Call Follow-up

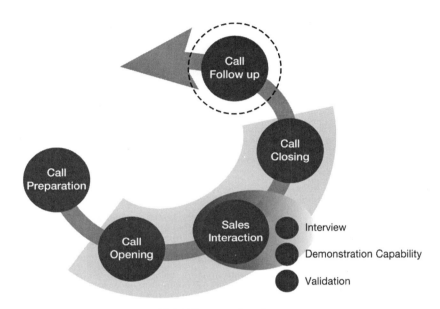

그림 (부록)-16. Call Follow-up

방문 종결 후 다음 내용을 구체적으로 기록해야 한다.

- 이번 방문에서 가장 주요하게 언급된 message를 기록한다.
- Call objective(방문목적)와 관련된 고객의 response를 기록한다.
- Next call objective(방문목적)와 필요한 action plan을 작성한다.
- 내부 직원(PM, 관리자)과 정보를 나누고 협조하여 업무를 진행한다.

06. APPENDIX. Short call

만약 의사에게 충분히 당신의 의견을 전달할 만한 시간이 없다면 다음 방문을 위해 좀 더 많은 준비를 해서 Long call을 시도하거나 short call을 충분히 활용하는 방법이 있다. Short call도 다른 call과 마찬가지로 준비가 필요하다. Short call의 목적은 위에서 배운 Selling 5-step을 제한된 짧은 시간 안에 효과적으로 실행하기 위하여 3-step으로 진행하는 방문이다.

Call Opening → Sales Interaction(Demonstration Capability) → Call Closing

Long call과 Short call을 비교하면 다음과 같다.

	Long Call	Short Call
시간적 기준	5분 이상 이야기를 계속 진행할 수 있는 긍정적인 분위기가 된다면 방문을 충분히 활용하는 것을 권장한다.	3분 미만 의사가 바쁘거나, 주변에 방해요소가 있어서 Long Call이 불가능한 경우, 간략히 요점을 전달한다.
Call Opening	방문목적을 전달하기 이전에 방문에 대한 의사의 흥미를 불러일으킨다.	No Small Talk
Sales Interaction	Open Q → Closed Q	Closed Q
Call Closing	처방 약속을 받았고, Right patient에 대한 구체적인 처방 요청을 하였으며, 처방의 결과를 확인하기 위해 Follow up 단계까지 동의 받았다.	

그림 (부록)-17. Long call과 Short call을 비교

Long call과 Short call Process를 통해 강조하는 것은 방문을 진행함에 있어 시간적 환경적 어려움이 있을 수 있지만, 사전에 계획되어지고 준비된 방문을 통해 Call Quality 향상을 증가시켜 제약영업사원 개개인의 업무결과를 극대화할 수 있는 과정이다.

⚙ Workshop 9

OOO 제품의 치료 효과에 대해 NO-needs를 가진 고객에게 OOO 제품 처방을 위한 Short call flow를 구성해보자.

(Opening – Demonstration capability – Closing을 최대한 자연스럽게 구성하시오.)

Workshop 9

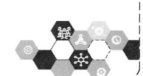

Short-call 평가 기준

◉ Opening/interview

- 고객의 관심유발, Patient type의 언급, Interview 3가지 모두를 진행하지 못했다.

  (0점)

- 고객의 관심유발, Patient type의 언급, Interview 3가지 중 1가지를 진행하였다. (1점)

- 고객의 관심유발, Patient type의 언급, Interview 3가지 중 2가지를 진행하였다. (2점)

- 고객의 관심유발, Patient type의 언급, Interview 3가지 모두를 진행하였다.　(3점)

※ Short Call Interview 기준 : Problem Question(고객의 문제 확인), Implication Question(문제의 심각성 확인), Needs/payoff Question(문제의 해결책 확인) 3가지 중 1가지 이상

◉ Demonstration Capability(Demonstrate capability)

- Message를 전혀 전달하지 않았다.　(0점)

- Message를 전달하였으나, 명확하지 않았다.　(1점)

- Message를 명확히 전달하였다.　(2점)

- Message를 명확히 전달하고, 이점까지 전달하였다.　(3점)

● Closing

- Closing을 진행하지 않았다. **(0점)**
- Right Patient군에 대한 처방약속을 받고, 구체적 이행과 처방의 결과를 확인하기 위한 다음 방문을 약속받았다. - 3개 중 1개 **(1점)**
- Right Patient군에 대한 처방약속을 받고, 구체적 이행과 처방의 결과를 확인하기 위한 다음 방문을 약속받았다. - 3개 중 2개 **(2점)**
- Right Patient군에 대한 처방약속을 받고, 구체적 이행과 처방의 결과를 확인하기 위한 다음 방문을 약속받았다. - 3개 중 3개 **(3점)**

용어설명

- cGMP(current good manufacturing practice) : 강화된 의약품 제조 및 품질관리기준. 미국 FDA(Food and Drug Administration)가 인정하는 의약품 품질관리 기준으로 국내에서는 '선진GMP'로도 부른다.

- CMC(Chemistry, Manufacturing & Controls) : 신약 후보군 탐색부터 임상 프로토콜 설계하는 것.

- CMO(contract manufacturing organization) : 계약 후 생산 대행해 주는 제도이다. CDMO(contract development and manufacturing organization)와 비슷한 의미로 사용되는 경우가 많다.

- CRM : Customer Relationship Management.

- CSO(Contact Sales Oranization) : 모회사와 판매대행 업무를 계약하여 흔히 특정질환, 특정 의사만을 타깃으로 영업하는 소규모 영업조직 형태이다.

- DMF(Drug Master File) : 좋은 원료의약품을 사용토록 하기 위하여 2002.7.1일 처음으로 도입된 제도로 의약품의 원료를 제조하는 회사는 원료의약품을 생산함에 있어 생산설비, 반응공정, 포장, 저장방법 및 공정에 사용된 모든 물질의 기준 규격 증에 관한 상세한 자료를 식약청에 제출하는 것.

- IMD(Incrementally Modified Drug) : 개량신약

- IRB(IRB; Institutional Review Board) : 임상시험심사위원회

- CRO(CRO; Contract Research Organization) : 임상시험수탁기관

- GCP(good clinical practice) : 인체를 대상으로 하는 임상시험 관리기준으로 임상시험이 윤리적인 배려 하에 과학적으로 시행되도록 국가가 정한 기준.

- GLP(good laboratory practice) : 의약품의 승인 신청을 하기 위해 동물을 사용하여 약리작용을 연구하는 단계에서의 실험에 관한 기준.

- KOL : Key Opinion Leader.

- MIST : Metabolites in Safety Testing

- MR(Medical Representative) : 의사들에게 보다 전문 적인 정보를 전달해주는 전문가.

- **MSL(Medical Science Liaison)** : 제약의사는 회사에서 개발된 새로운 약품이나 의료 장비에 대한 정보를 연구자와 의료인들에게 전달하고, 연구자와 의료인들이 필요로 하는 약품이나 장비가 무엇인지를 파악해서 회사에 전달하는 역할을 하는 사람이다. 연구자들이 수행한 연구의 결과물(약품)이 상용화될 수 있도록 제약회사와 연결해 주기도 하고 전문 분야의 연구를 직접 수행하기도 한다.

- **NME** : New Molecular Entity.

- **IND** : 임상시험허가신청(IND : Investigational New Drug Application)

- **IoT(IoT : Internet of Things)** : 사물인터넷

- **Pharmering(Pharma+Emerging)** : 제약을 뜻하는 'Pharma'와 신흥을 뜻하는 'Emerging'을 합친 신조어로, 중국을 비롯한 인도, 러시아, 브라질 등의 BRICs 국가와 태국, 이집트, 남아프리카공화국 등 총 17개의 제약 산업 신흥시장을 뜻하며, 전 세계 제약시장의 성장을 주도하고 있다.

- **QbD(의약품 설계기반 품질 고도화 Quality by Design)** : 제조공정과 품질관리로 이원화된 현 시스템을 하나의 시스템으로 융합, 첨단기술을 활용해 의약품 생산공정에서 발생할 수 있는 위험성을 사전에 예측하고 대처하는 품질관리 시스템이다.

- **QD** : once daily.

- **BID** : twice a day.

- **RA(Regulatory Affair)** : 제약회사에서 의약품의 허가 등록 및 진행 업무, 허가품목의 변경 관리 업무(신 적응증, 신 제형 등록).

- **RSA(Risk Sharing Agreement)** : 위험분담계약은 대체 가능하거나 치료적 위치가 동등한 제품 또는 치료법이 없는 희귀의약품 치료제나 항암제중 일부품목에 한하여 환자의 접근성을 개선하기 위하여 선별적으로 등재하는 제도이다.

- **SOM** : Share of Market.

- **SOV** : Share of Voice.

- **TID** : three times a day.

- **TNF 억제제** : 종양괴사인자(TNF, tumor necrosis factor)가 TNF 수용체에 결합하지 못하도록 방해한다. TNF 억제제가 TNF와 결합하면 염증반응을 일으키는 신호전달 과정이 차단됨으로써 염증 억제 효과가 나타나게 된다.

- **실마리정보(Signal)** : 인과관계가 알려지지 않았거나 입증자료가 불충분하지만 그 인과관

계를 배제할 수 없어 계속적인 관찰이 요구되는 정보

- **데이터마이닝(data mining)** : 많은 데이터 가운데 숨겨져 있는 유용한 상관관계를 발견하여, 미래에 실행 가능한 정보를 추출해 내고 의사 결정에 이용하는 과정을 말한다.

- **ICER(Incremental cost-effectiveness ratio, 점증적 비용-효과비)** : 효과 한 단위당 어느 정도의 비용이 소요되는 지를 나타내는 지표로, 비교 대안과 비교한 비용의 증분(ΔC)=분(ΔE)으로 나누어 구한다. 비용-효과성을 판단하는 지표로 흔히 사용된다.

- **브릭스(BRICs)** : 브라질(Brazil), 러시아(Russia), 인도(India), 중국(China)을 통칭하는 말로 미래 큰 성장이 기대되는 신흥 국가들을 지칭하는 용어이다.

- **블록버스터(Blockbuster) 신약** : 일반적으로 시장규모에 근거하여 세계시장 규모가 1조 원 이상을 점유하고 있는 약을 말한다.

- **생물학적 제제 약가 경쟁 및 혁신법 BPCIA(BPCIA, Biologics Price Competition and Innovation Act)** : 바이오신약 허가 후 4년간 바이오시밀러 허가 신청 금지, 바이오신약 허가 후 4년간 자료독점권(Data exclusivity) 및 8년간 별도의 후속 시장독점권(Market exclusivity) 부여, 최초 대체 가능 바이오시밀러(Interchangeable biosimilar) 허가 후 최소 1년간 독점권 부여(특허 소송 여부 및 합의 여하에 따라 12~42개월 간 여타 대체 가능 바이오시밀러 허가 불가), BPCIA는 바이오신약 개발자 및 바이오시밀러 개발자 간 반드시 특허공방을 주고받아야 한다는 의미로 소위 'patent dance'로 규정하고 있다.

- **에버그린전략(Evergreen Strategy)** : 신약개발 제약사가 신약의 독점기간을 늘려 제네릭 제약업체들의 진입을 막기 위해 취하는 전략.

- **오픈소스(open source)** : 소프트웨어의 설계도에 해당하는 소스코드를 인터넷 등을 통하여 무상으로 공개하여 누구나 그 소프트웨어를 개량하고, 이것을 재배포할 수 있도록 하는 것 또는 그런 소프트웨어를 말한다.

- **오픈이노베이션(open innovation)** : 기업들이 연구·개발·상업화 과정에서 대학이나 타 기업·연구소 등의 외부 기술과 지식을 활용해 효율성을 높이는 경영전략이다.

- **의약품실사상호협력기구(PIC/S : The Pharmaceutical Inspection Convention and Pharmaceutical Inspection Co-operation Scheme)** : 의약품 제조 및 품질관리기준(GMP) 과 실사의 국제 조화를 주도하는 국제 협의체로 1995년 결성됐다. 미국식품의약국(FDA) 등 41개국 44개 기관이 가입되어 있으며, 한국은 2014년 5월 16일 42번째 가입 국이 됐다. PIC/S 가입을 바탕으로 향후 GMP 실사의 국가 간 상호인정협정이 체결되면

국내 의약품을 수출할 때 수입국의 GMP 실사 등을 면제받을 수 있게 된다.

- **제네릭** : 특허가 만료된 오리지널 의약품의 카피약을 지칭하는 말로 최근 제약협회에서는 카피약 대신 제네릭을 공식용어로 사용키로 결정했다.

- **크라우드소싱(crowd sourcing)** : 대중(crowd)과 외부발주(outsourcing)의 합성어로, 생산·서비스 등 기업활동 일부 과정에 대중을 참여시키는 것을 말한다.

- **틈새시장(Nichebuster) 신약** : 개인 맞춤형 표적지향적인 의약품으로서 전문 임상의(specialist)가 주 마케팅 대상으로서 독점력과 기술혁신성이 강한 약이다.

- **혁신신약** : 특정 질환에 대한 약의 효능이 기존에 나온 여타 약물과 구별되는 신약을 말한다.

참고문헌

- 임형식(2016)-자존감을 높이는 제약영업마케팅
- 장은진, 정선영 외(2013)-측정된 교란요인을 고려한 성과분석 방법, 한국보건의료연구원
- 강윤구(2015)-건강보험정책론, 수문사
- 약제학분과회(2013)-약제학실습, 신일북스
- 차석호, 김혜정(2015)-알기 쉬운 임상약리학, 고문사
- 약리학[pharmacology, 藥理學](두산백과)
- 국내 바이오 및 제약업체의 2017년 경영전략 생명공학정책연구센터('17.2.9)
- 2017 한국제약산업 길라이 한국제약바이오협회
- 2017 한국제약산업 DATA BOOK 한국제약바이오협회
- 2016 제약산업 분석보고서 한국보건산업진흥원
- 제약산업발전과 환자접근성 향상을 위한 약가제도 개선 방안, 한국다국적 제약협회 2016.4
- 국내외 헬스케어 산업 현황과 전망 2016.1.10. 하나금융연구소
- BIO ECONOMY REPORT 글로벌 제약시장 임상 파이프라인 분석 2017.5 한국바이오협회
- http://www.msds.go.kr/ 홈페이지
- http://www.kpbma.or.kr/ 홈페이지
- http://www.doctorsnews.co.kr
- https://blog.naver.com/kenzo9066/220082311142
- http://www.doctorsnews.co.kr/news/articleView.html?idxno=101783
- http://wkwk.tistory.com/457
- http://www.mdtoday.co.kr/mdtoday/index.html?no=302846
- http://ctc.bri.snuh.org/clinicaltrials/clinicaltrialsmean/_/singlecont/view.do
- http://m.snuh.org/mobile/news/1178905_3842.jsp
- http://www.kmedinfo.co.kr/news/articleView.html?idxno=37300.
- http://www.discoveryresearchgroup.com/swot
- http://www.healthfocus.co.kr/news/articleView.html?idxno=9215
- http://www.bokuennews.com/news/article.html?no=102968.
- http://www.slideshare.net/UDDent/2pharmacodynamics.
- http://www.yoonsupchoi.com
- http://medicalilbo.com/n_news/news/view.html?no=4646.

- http://smartroclinic.com/mobile/screening/blueprint.php
- http://m.yakup.com/?m=n&mode=view&nid=166880
- http://www.fta.go.kr/us/
- Pharmaceutical Process Validation
- Robert A. Nash, Alfred H. Wachter, Pharmaceutical Process Validation An International Third Edition Revised and Expanded
- 우리나라와 OECD 국가의 약가비교, 이의경, 제25회 한국보건행정학회 학술대회, 2013
- 보험약가 지불제도의 문제점과 개선방향, 박실비아, 한국보건사회연구원, ISSN 2092-7117, 제222호, 2014.01.03.
- 한국신약개발연구조합, 미래경제 신성장 동력 핵심인 제약산업 육성 방안, 2012
- 2014년 의약품허가 보고서, 식품의약품안전처, 2015.
- 국회 세미나 자료집-제약산업 육성정책, 미래를 향한 대화, 보건복지부, 2015. 10. 15.
- 임형석, 범부처 신약개발 사업단, 신약개발에서 1상 임상시험의 역할, 2014.7.7
- 임형석, PHARMACOGENETICS AND GENOMICS , 2015.12.01.
- 임형석, DRUG DESIGN DEVELOPMENT AND THERAPY, 2015.07.09
- 임형식, 개량신약의 영업마케팅전략 , 중앙대학교 석사학위논문, 2016
- 신미리내, 의약품허가-특허연계제도가 국내 제약 산업에 미치는 영향, 중앙대학교 석사학위논문, 2016. 2.
- 제약협회 70년사, 한국제약협회, 2015.
- 의약품 생산실적, 식품의약품안전처, 2014. 5. 15.
- 보건복지부, Pharm Korea 2020 한국 제약산업의 비전과 로드맵, 2012.
- 제약산업학제약산업 교재 편찬 위원회, 2013.
- 정윤택 외, 제약분야의 에버그린 특허전략과 분쟁 사례연구, 특허청, 2009. 9.
- 의약품허가-특허연계제도이해 및 대응과정, 식품의약품안전처, 2015.
- 제프콕스 외(김영한 역)(2003)-마케팅 천재가 된 맥스, 위즈덤하우스
- 김태균, 유전자치료제의 안전성.유효성 심사, 식품의약품안전청, 2008.5.26
- 국회환경포럼, 제약산업 육성 정책, 미래를 향한 대화, 국회세미나 자료집, 2015. 10. 15.
- 해리 벡위드(양유석 역)(1998)-보이지 않은 것을 팔아라, 문예당
- 데일 카네기(김시오 역)(2012)-인간관계의 기본원리, 브라운힐
- 임영익(2014)-META-THINKING(메타생각), 리콘미디어
- 김광희(2011)-누워서 읽는 마케팅원론, 내하출판사
- 김광희(2013)-누워서 읽는 경영학원론, 내하출판사
- 김광희(2015)-일본의 창의력만 훔쳐라, 넥서스 BIZ

- 김태윤(2014)-MR핸드북.ELSEVIER
- 제약산업학 교재 편찬위원회(2013)-제약산업학, 명지출판사
- 스콧 캘러,콜린프라이스(서영조 역)(2014)-차이를 만드는 조직, 전략시티
- 최인철(2008)-프레임, 21세기북스
- 필 매키니(김지은 역)(2013)-질문을 디자인하라, 한국경제신문
- 브렌트 룰린스,매튜 페리(고기현 역)(2015)-제약마케팅, 조윤커뮤니케이션
- 이동수, 최필승 (2013)-제약영업 어떻게 할 것인가?, 한언
- 알리스, 잭트라우트(이수정 역)(2008)-마케팅 불변의 법칙, 비지니스맵
- 박성준(2016)-나는 세일즈가 처음인데요, 한빛비즈
- 예종석, 김용준(2011)-인터넷 시대의 마케팅 전략기획, 한언
- 이철(2016)-글로벌 마케팅, 학연사
- 마이클 달튼 존슨(이상훈 역)(2014)-영업의 고수는 무엇이 어떻게 다른가, 갈매나무
- 김성수(2005)-한국제약기업의 변화와 도전, 서울대학교출판부
- 래디 킹(강서일 역)(2015)-대화의 신, 위즈덤하우스
- 장문성(2013)-팔지마라 사게하라, 쌤엔파커스
- 닐 라컴(허스웨이트 코리아 역)(2005)-당신의 세일즈에 SPIN을 걸어라, 김앤김북스
- 오한진(2013)-동안습관, 중앙북스
- 범진필(2016)-약과 건강, 청구문화사
- 대한혈액학회(2017)-림프종바로알기, 고려의학
- 홍익희, 조은혜(2016)-13세에 완성되는 유대인 자녀교육, 한즈미디어
- 오카다 마시히코 외(정창열 역)(2015)-의사와 약 선택법, 맥스미디어
- E.델 가이조 외(김상범 역)-하이 퍼포먼스 세일즈, 호이테북스
- 대한의사협회, 안선효(2014)-우리가족 주치의 굿닥터스, 맥스미디어
- 지식채널(2009)-EBS 지식채널건강 몸의 이해, 지식채널
- 김용화, 김용남(2015)-보건의료인을 위한 약리학, 의학서원

제약바이오 산업의 현장

발행일 | 2018년 3월 31일

저 자 | 임형식
발행인 | 모흥숙

발행처 | 내하출판사
주 소 | 서울 용산구 한강대로 104 라길 3
전 화 | TEL : (02)775-3241~5
팩 스 | FAX : (02)775-3246

E-mail | naeha@naeha.co.kr
Homepage | www.naeha.co.kr

ISBN | 978-89-5717-479-1 (93510)
정 가 | 19,000원

이 도서의 국립중앙도서관 출판예정도서목록(CIP)은 서지정보유통지원시스템 홈페이지(seoji.nl.go.kr)와
국가자료공동목록시스템(www.nl.go.kr/kolisnet)에서 이용하실 수 있습니다. (CIP제어번호 : CIP2018009274)